COMMENT LIRE
VOTRE ANALYSE DE SANG ?

DU MÊME AUTEUR

Les structures neuro-anatomiques du comportement réactionnel : le Prosphérencéphale, Thèse de doctorat en médecine, Médaille d'Argent de la Faculté, Paris, 1961.

Éditions du Rocher
Les Voiles de l'Au-delà, 1992.

Maisonneuve éditeur

Traité d'Acupuncture, 3 volumes, sous la direction de J.E.H. Niboyet, avec P.G. Regard (épuisé), 1970.
Médecine Manuelle et Ceinture Scapulaire, 2 volumes, 1972.
Traité d'Irido-Diagostic, avec la collaboration de Marc Péré, 1975. Traduit en allemand.
Loci Auriculo-Medicinae, 2 planches murales, sous la direction de P. Nogier, avec F. Bahr, 1977.
Les Dysmorphies Podo-Somatiques, 1 planche murale, 1979.
Pied Statique, avec la collaboration de F. Capelus, H. Nguyen Tan et P. Hatoum, 1980.
Éléments d'Auriculothérapie, 1980. Traduit en anglais et japonais.
L'Auriculo-Somatologie, 1981.
Réflexothérapie Somatique, 1983.
L'Esthétique Réfléchie, avec la collaboration de F. Méreau-Bourdiol et A. Bourdiol, 1984.
Homéopathie et Réflexologie : une approche neuro-embryologique, 1985. Traduit en italien.
Somatotopia Autozeugopodale Inferior, 2 planches murales, 1985.
Podo-Réflexo-Cinésiologie, 1986.
Neurothérapie Céphalique Réflexe, 1987.
Iono-Négative-Thérapie, 1988. Traduit en anglais.

Éditions SIMEP

Neurothérapie du rachis cervical supérieur, Atlas-Alexis, 1992.

Dr René J. BOURDIOL

COMMENT LIRE VOTRE ANALYSE DE SANG ?

Équilibre

ÉDITIONS DU ROCHER
Jean-Paul Bertrand

ISBN 2 268 02168 8

À Jean-Paul, en toute cordialité
À ma fille, Marie-Christine,
en toute affection et confraternité

INTRODUCTION

Vecteur énergétique de la chaleur que dégage notre corps, le sang a toujours et universellement été considéré comme le véhicule de la vie. Son symbolisme varie, certes, en fonction des religions – et de façon parfois fort surprenante. En revanche, ses paramètres biologiques sont unanimement reconnus et respectés. Leur nombre et leur complexité se sont accrus avec l'enrichissement des techniques et des connaissances médicales.

Mes premières années de médecine, avant 1950, se déroulèrent sous l'égide des grands cliniciens français, héritiers de Louis Pasteur et de Claude Bernard : le « Patron » formulait son diagnostic au lit du malade, à l'issue d'un examen clinique minutieux qu'étayait une biochimie élémentaire. Dix années plus tard, ma pratique hospitalière se trouvait confrontée aux « explorations fonctionnelles » complémentaires d'une « biologie clinique » : étaient relégués désormais au second plan l'interrogatoire méticuleux, l'auscultation discriminatoire et la palpation exploratrice. Les « constantes », puis les « paramètres biologiques » s'affirmèrent et s'affinèrent rapidement. Dès 1980, dosages radio-immunologiques et immuno-enzymatiques préludèrent à l'essor, au développement et à l'informatisation de la « biologie moléculaire » d'aujourd'hui.

Le praticien dispose dorénavant de nombreux tests et examens de laboratoire spécifiques de syndromes infectieux, hormonaux, rhumatologiques ou neurologiques, qui orientent toujours et peuvent même affirmer telle ou telle maladie, voire en évaluer le pronostic.

L'importance de ce volet particulier n'échappa point à certains. Sévit encore une multiplicité de « bilans » ou de « profils biologiques » sophistiqués, dont l'élaboration n'obéit pas obligatoirement à de pures considérations diagnostiques ou thérapeutiques.

Par ailleurs, les investigations et les nouvelles découvertes scientifiques ne pouvaient longtemps échapper aux médias. Des rubriques dites de vulgarisation sont diffusées par des commentateurs plus ou moins compétents. Le meilleur y côtoie le fantaisiste, sinon l'aberrant.

Comment donc s'y retrouver ?

Mes quelque quarante années de pratique médicale m'ont souvent confronté au difficile problème d'atténuer, d'amender et même de rectifier certaines données biologiques mal interprétées, mal formulées, voire mal comprises, surtout par des patients anxieux.

Je comprends le désarroi du sujet mis en présence d'une succession de dénominations sibyllines jouxtant les mots redoutables de « cholestérol », « apolipoprotéines », « immunoglobines » ou autres « aminotransférases ». Je comprends son émotion et son inquiétude devant le relevé que lui adresse le laboratoire, lorsqu'il doit opposer les valeurs qui sont les siennes à celles d'écarts types ou de « fenêtres », qui ne signifient rien d'autre pour lui que de nouvelles injonctions à respecter !

J'ai donc décidé d'écrire cet abécédaire sanguin. Ne voulant surtout pas donner l'impression de les hiérarchiser, j'ai adopté le mode alphabétique pour présenter les quelque cinquante rubriques sélectionnées ici pour leur valeur diagnostique et leur intérêt général. Il suffit au lecteur de se reporter à l'index alphabétique en fin d'ouvrage, pour trouver le taux physiologique de la substance recherchée avec ses variations pathologiques.

En dépit de l'aridité du sujet, je me suis efforcé de clarifier au maximum un trop sec exposé de paramètres biologiques par la rapide description des syndromes morbides intéressés.

De même, pour tenir compte de l'actualité et de trois affections dont on parle beaucoup, j'ai consacré une rubrique spéciale au Sida, à la spasmophilie et à la tétanie.

Il m'a fallu, bien sûr, recourir au langage scientifique traditionnel. Je me suis cependant assuré que tous les mots présents dans cet abécédaire figurent dans le *Nouveau Petit Robert*, édition 1993. J'ai placé entre guillemets ceux qui n'y figuraient pas parce que relevant du strict domaine médical. J'ai cependant tenté une signification précise dans le texte y afférant.

Certains mots sont suivis d'un astérisque. Cette indication signifie que le mot en question est repris de façon plus détaillée ou fait partie d'un ensemble exposé à un autre endroit de l'ouvrage. L'index alphabétique permet de trouver les pages qui s'y rapportent.

Écrire un ouvrage succinct, et aussi peu original parce que spécifique, semblait une gageure.

Je l'ai entrepris.

Au lecteur de décider si j'ai eu raison de le réaliser.

Unités utilisées dans cet ouvrage

Le lecteur trouvera tout au long de cet abécédaire un certain nombre d'unités de mesure utilisées pour l'analyse sanguine.

En voici la liste, avec la signification de ces abréviations.

g/l ——►	gramme/litre
µmol/l ►	micromole/litre
mg/l ——►	milligramme/litre
ng/l ——►	manogramme/litre
pmol/l ►	picomole/litre
mmol/l ►	millimole/litre
nmol/l ►	nanomole/litre
UI/l ——►	unité internationale/litre
mm^3 ——►	millimètre cube
mEq/l ►	milli-équivalent/litre, unité chimique
mm ——►	millimètre
µg/l	mugramme/litre

ACÉTONE

Il s'agit du dérivé le plus connu de substances énergétiques provenant de la dégradation des albumines et des graisses. Métabolisée dans le foie, l'acétone disparaît chez le sujet sain.

Donnant à l'haleine une odeur particulière, on la trouve cependant chez l'athlète qui a effectué un exercice musculaire intense.

Variant de 1 à 5 mg/l (17 à 86 µmol/l), on la détecte :

– chez le jeune enfant, accompagnant alors un état fébrile, avec intolérance absolue et rejet des solides et des liquides (« vomissements acétonémiques cycliques ») ;

– chez le sujet en état de famine ou soumis à un jeûne important ;

– chez le diabétique – et c'est un signe précurseur du redoutable coma diabétique ;

– chez l'éthylique malnutri, laissant craindre une complication majeure.

Il existe des comprimés (« acétest ») et des

bandes de papier préalablement imprégnées de réactif spécifique. Ils permettent d'objectiver la présence d'acétone dans les urines. Mais cette recherche peut être source d'erreur en cas de prise concomitante de certains médicaments (on parle dans ce cas de fausses réactions positives).

ACIDE URIQUE

Produit de dégradation catabolique de substances azotées entrant dans la composition de certains sucres organiques, l'acide urique présente des variations physiologiques :

– selon l'âge, le nourrisson présentant un taux variant de 20 à 35 mg/l (119 à 210 µmol/l) ;

– selon le sexe, l'homme variant de 25 à 70 mg/l (148 à 416 µmol/l) et la femme, 20 à 60 mg/l (119 à 357 µmol/l) ;

– en fonction du stress ou d'efforts violents, qui accroissent l'uricémie ;

– selon le type d'alimentation – et toujours proportionnellement à la quantité et à la « richesse » ingérées ;

– selon le nycthémère [1] enfin, l'acide urique existant à des taux plus importants le matin.

---

1. Ce terme désigne un espace de temps, correspondant à un cycle biologique, qui comprend un jour et une nuit.

Dans la pratique, l'hyperuricémie supérieure à 2,70 mg/l chez l'adulte est une cause de précipitation dans une articulation (et c'est la crise de goutte) ou dans le rein (et c'est la colique néphrétique).

Cependant, sa formation dans le foie explique les variations d'acide urique dans certaines destructions tissulaires (brûlures, radiothérapie), l'alcoolisme ainsi que certaines maladies rhumatismales ou sanguines.

La difficulté de son élimination rénale et intestinale justifie l'hyperuricémie accompagnant les néphropathies, les états de jeûne ou de famine, etc.

ACTH (*Adreno-corticotrophic hormon*) ou HORMONE CORTICOTROPE

Sécrétée par l'hypophyse antérieure, cette hormone stimule la cortico-surrénale * (qui produit, entre autres, la fameuse cortisone).

Elle possède un rythme nycthéméral : maximale le matin et minimale la nuit. Elle peut être normalement abaissée durant la grossesse.

Son taux est compris entre 10 et 80 ng/l (2 à 18 pmol/l).

Augmentée lors des insuffisances surrénales (maladie d'Addison) ou certaines syndromes hypophysaires (Cushing), elle n'est recherchée et dosée que dans le cadre d'exploration fonctionnelle de l'axe hormonal hypothalamus-hypophyse-surrénales.

ALCOOL

Son dosage n'est plus cantonné au domaine médical. C'est en effet la seule alcoolémie qui est retenue par les tribunaux :

– la non-absorption d'alcool équivalant, naturellement, à 0 ;

– le seuil d'ébriété variant de 0,30 à 0,50 g/l (6,5 à 11 mmol/l), ce dernier chiffre étant maintenant devenu le seuil légal contraventionnel français ;

– le coma éthylique survenant pour des taux dépassant 3 g/l ou 65 mmol/1.

En fait, l'alcoolémie dépend de nombreux facteurs :

– les facteurs individuels, certains sujets « tenant mieux le coup » et semblant présenter une alcoolémie plus basse que ne le voudraient leurs copieuses libations ;

– la quantité d'alcool ingérée et le degré alcoolique de la boisson absorbée ;

– le temps mis par l'alcool pour passer dans le sang, puis être dégradé dans le foie avant d'être éliminé par les reins et les poumons ;

– les conditions de l'ingestion. L'alcoolémie est en effet toujours plus élevée à jeûn que suivant un repas. Il semble en outre que la prise concomitante de sucres, vitamines B et C, etc., entraîne une modération de l'élévation du taux.

AMYLASE

D'origine salivaire et pancréatique, cette enzyme dégrade les amidons et le glycogène en sucres plus assimilables.

Son taux normal varie de 4 à 25 unités par litre de sérum. Une élévation de six à sept fois la normale signe l'atteinte pancréatique (pancréatite aiguë), parotidienne, voire une affection traumatique ou infectieuse abdominale. En revanche, une élévation de moins de trois fois n'est pas pathologique : on la retrouve souvent chez la femme enceinte ou en cas d'insuffisance rénale.

Une chute de l'amylasémie accompagne toujours les affections hépatiques (hépatites, cirrhoses).

ANDROGÈNES

Il existe deux productions d'hormones androgènes : celles sécrétées par la corticosurrénale et celles sécrétées par les gonades.

• Celle en provenance de la corticosurrénale présentent peu d'importance clinique. Citons :

– la *déhydroépiandrostérone* (SDHA), purement surrénalienne ;

– et l'*androsténédione*, également sécrétée par les gonades.

• En provenance des gonades, la plus importante est la *testostérone*. Nous nous limiterons à son étude.

Elle est produite par des cellules spécialisées du testicule (« cellules de Leydig »), à raison de 5 à 10 mg par 24 heures. Mais, en dépit de son nom, elle est également sécrétée par l'ovaire.

Il existe donc un taux :

– masculin, variant de 2,8 à 9,2 µg/l (10 à 32 nmol/l) ;

– et féminin, entre 0,2 et 0,6 µg/l (0,7 et 2,1 nmol/l).

Il existe des variations nycthémérales, la production étant plus faible entre minuit et 4 heures du matin.

Bien entendu, le taux androgénique augmente avec la puberté pour diminuer à l'andropause et à la ménopause.

La testostérone est entièrement assimilée par l'intermédiaire du foie.

D'ailleurs, toutes les hormones androgènes,

de quelque origine qu'elles puissent être, sont totalement métabolisées au niveau hépatique : elles sont ainsi évacuées en métabolites urinaires, dont l'*androstérone* est la forme la plus connue.

APOLIPOPROTÉINES

Ce sont de grosses molécules qui associent des protéines à des lipides, afin de les transporter sous forme soluble. On comprend ainsi que leur présence puisse présenter des rapports avec la maladie athéromateuse (athérosclérose).

On les a d'abord individualisées en fonction de l'ultracentrifugation :

– les HDL *(high density lipoproteins)* sont riches en protéines et pauvres en lipides. Ce sont des agents protecteurs de la maladie athéromateuse ;

– les LDL *(low density lipoproteins)* ;

– les VLDL *(very low density lipoproteins)* sont riches en lipides et pauvres en protéines. Leur caractère athérogène a été démontré.

L'immunoenzymologie a permis d'individualiser plus d'une dizaine d'alipoprotéines, donc d'affiner la détermination du risque athérogène individuel. Nous retiendrons ici les trois alipoprotéines suivantes : Apo AI, Apo A II et Apo B avec leurs principales caractéristiques.

Apo A I :

– plus élevée chez le nouveau-né ;
– plus élevée chez le sportif ou l'adulte en cours d'exercices physiques ;
– plus bas chez le gros fumeur ;
– son taux varie de 1 à 1,1 g/l.

Son déficit est un facteur de risque athérogène ou d'affection hépatique grave.

Apo A II :

– son taux varie de 0,2 à 0,7 g/l ;
– il s'élève lors de l'intoxication alcoolique ;
– il s'abaisse dans les affections hépatiques graves.

Apo B :

– son taux varie entre 0,7 et 1,2 g/l ;
– il s'élève chez le diabétique et (ou) le malade rénal, chez qui il dénonce un risque accru d'athérosclérose (complications cardio-vasculaires).

BICARBONATES PLASMATIQUES voir *RÉSERVE ALCALINE*

BILIRUBINE

Il s'agit du produit de dégradation de l'hémoglobine. Normalement métabolisée dans le foie puis excrétée dans la bile, elle est éliminée dans les urines et dans les selles.

La bilirubine totale est toujours augmentée chez le nouveau-né. On la retrouve également chez la femme enceinte, chez le sujet qui jeûne ou à la suite d'efforts physiques intenses.

Normalement comprise entre 2 et 12 mg/l (3 à 20 µmol/l), elle s'accroît en cas de déficience hépatique : l'ictère apparaît pour des concentrations dépassant 0,020 g/l (35 µmol/l).

La mesure de la bilirubine totale dans le sang ne peut cependant pas déterminer l'étiologie de l'ictère. On a recours, dans ce but, soit à la bilirubine indirecte non conjuguée, soit à la bilirubine directe conjuguée.

• La bilirubine indirecte, non conjuguée.

Comprise entre 1 et 10 mg/l (2 à 17 µmol/l), l'élévation de son taux accompagne les hépatites, l'insuffisance cardiaque grave ou l'ictère hémolytique ;

• La bilirubine directe, conjuguée.

Comprise entre 0 et 2 mg/l (0 à 3 µmol/l), l'élévation de son taux implique :

– des lésions hépatiques (hépatites virales ou médicamenteuses) ;

– des « blocages » extra-hépatiques (calculs biliaires, cancer de la tête du pancréas) ;

– l'intoxication par l'amanite phalloïde ;

– l'intoxication par le tétrachlorure de carbone.

CALCIUM

Représentant 2 % du poids total du corps, c'est l'ion minéral le plus abondant de l'organisme. Il intervient dans l'ossification. Mais sa présence est également nécessaire à la coagulation du sang. Enfin, il joue un rôle dans la régulation de la vitesse de l'influx nerveux (« excitabilité neuromusculaire »).

Sa constance biologique est impérative. Trois éléments fondamentaux assument ce contrôle :

– la *calcitonine*, sécrétée par des cellules thyroïdiennes spéciales. Cette hormone diminue l'activité des cellules responsables de la résorption osseuse physiologique (« ostéoclastes »). On l'utilise donc pour lutter contre l'ostéoporose ;

– la *parathormone*, sécrétée par les parathyroïdes *, induit une mobilisation du *calcium* osseux et augmente son absorption intestinale. Sa carence détermine les crises de tétanie ;

– la *vitamine D* favorise, elle aussi, l'absorption intestinale du calcium.

Il faut en outre souligner l'existence d'un équilibre entre calcium et phosphates sanguins * : toute élévation de la calcémie entraîne une baisse de la phosphatémie. Et inversement.

Il existe deux types de recherches calcémique : soit celle du calcium total, soit celle du *calcium ionisé*.

• Le dosage du calcium total :

– son taux est stable chez l'adulte, variant de 0,095 à 0,105 g/l (2,4 à 2,6 mmol/l) ;

– ses variations physiologiques sont peu importantes, le taux étant simplement abaissé, tant chez le prématuré et le nouveau-né, que chez la femme enceinte ou qui allaite. Son taux est également souvent abaissé chez le sujet âgé.

• Le dosage du calcium ionisé : on l'effectue dans des cas pathologiques particuliers : grands brûlés, insuffisance rénale ou exploration biologique des parathyroïdes.

Son taux varie de 0,046 à 0,052 g/l (1,17 à 1,30 mmol/l). Il augmente un peu chez le nouveau-né mais diminue chez la femme encore jeune pour augmenter à la ménopause.

Une calcémie élevée est l'indice :

– d'une hyperparathyroïdie ;

– d'une affection osseuse (métastases osseuses, myélome multiple des os ou maladie de Kahler, maladie de Paget, etc.) ;

– d'une hypervitaminose D dont on ne se méfie pas assez.

Une chute de la calcémie révèle le rachitisme et, surtout, signe la tétanie. On la retrouve également dans l'insuffisance rénale chronique, la cirrhose hépatique. Ne pas oublier l'hypocalcémie des sujets qui abusent de laxatifs.

Signalons en outre qu'une hypocalcémie inférieure à 0,070 g/l (1,75 mmol/l) se traduit par le tableau « tétanique » avec hyperexcitabilité neuromusculaire caractérisée par le signe de Chvostek (ou du facial), des contractures distales (« spasmes carpopédal ») et un déséquilibre neurovégétatif pseudo-psychique.

La tétanie ne peut être confondue avec la spasmophilie où l'élément biologique ne comporte aucune altération calcémique.

CATÉCHOLAMINES voir *SURRÉNALES*

CHOLESTÉROL

C'est le souci majeur de la plupart des consultants. Le risque athérogène [1] qu'il suggère fait

1. Qui produit l'athérome ou lésion chronique des artères.

oublier qu'il est un des constituants les plus importants des lipides sanguins : présent dans tous les tissus et humeurs de notre organisme, il intervient dans la genèse de nos hormones sexuelles et stéroïdes, ainsi que dans la formation des acides biliaires.

Il provient en grande partie de l'alimentation, et surtout des graisses animales. Mais il est également synthétisé par de nombreux tissus, principalement le parenchyme hépatique.

D'où la pluralité :

– des syndromes morbides qu'il conditionne, mais que d'autres tests plus spécifiques détermineront ;

– de ses variations physiologiques.

Il se manifeste à des taux différents selon l'âge et le sexe, oscillant :

– à la naissance, entre 0,75 et 1,20 g/l (2 et 3 mmol/l) ;

– entre 6 et 12 mois, entre 1,30 et 1,70 gl/l (3,3 et 4,4 mmol/l) ;

– entre 6 et 12 ans, entre 1,50 et 2 g/l (3,9 et 5,2 mmol/l) ;

– chez la femme, entre 1,80 et 2,60 g/l (4,60 et 6,70 mmol/l). Il augmente sensiblement durant la grossesse ;

– chez l'homme, entre 1,85 et 2,80 g/l (4,80 et 7,20 mmol/l) ;

– chez le sujet âgé, entre 1,80 et 3 g/l (4,60 et 8 mmol/l).

En dépit de ce que l'on en pense communément, ces chiffres ne présentent guère d'intérêt clinique.

Associé aux phospholipides * et aux triglycérides *, le cholestérol fait partie des alipoprotéines *. On peut dès lors y distinguer quatre types de pathogénies distinctes :

• Les *chylomicrons*, dont la teneur en cholestérol est faible, sont les molécules les plus volumineuses, mais aussi les plus légères. Constituées de triglycérides d'origine alimentaire, les chylomicrons expliquent l'opalescence que présente le plasma sanguin après l'ingestion d'un repas riche en graisses.

• Les *VLDL (very low density lipoproteins)*, dont la teneur en cholestérol est peu importante, transportent les triglycérides synthétisées par l'organisme.

• Les *LDL (low density lipoproteins)*, très riches en cholestérol, constituent d'ailleurs sa forme d'apport aux cellules. Elles peuvent ainsi favoriser la survenue d'une surcharge athéromateuse par accumulation du cholestérol intracellulaire dans la tunique interne des artères. D'où leur qualificatif de « mauvaises » lipoprotéines.

• Les *HDL (high density lipoproteins)*, assez riches en cholestérol, sont synthétisées par le foie et constituent la forme sous laquelle le cholestérol quitte les cellules. Elles présentent ainsi un rôle d'épuration. D'où leur qualificatif de « bonnes » lipoprotéines.

Il convient donc d'évaluer le « mauvais » cholestérol LDL et le « bon » cholestérol HDL, d'abord en valeur absolue, puis en le rapportant au cholestérol total, surtout si le taux de ce dernier se trouve à la limite supérieure de la normale.

Cholestérol des HDL

Son taux varie :

– chez l'homme, de 0,40 à 0,70 g/l (1 à 1,8 mmol/1) ;

– chez la femme, de 0,50 à 0,75 g/l (1,3 à 1,95 mmol/l).

La chute de ce taux indique un « encrassage » lipidique, puisque l'épuration hépatique s'effectue moins bien. Le risque athérogène cardio-vasculaire s'accroît.

Cholestérol des LDL et VLDL

Quels que soient le sexe et l'âge, leur taux varie entre 1,15 et 1,75 g/l (3 à 4 nmol/l).

Ici, c'est l'augmentation des taux qui indique l'accroissement du risque cardio-vasculaire.

Cholestérol total : le taux de cholestérol total, divisé par le taux de cholestérol HDL, doit être inférieur à 4,5 g/l chez la femme et 5 chez l'homme.

Toute augmentation de ce rapport témoigne d'un risque athérogène accru.

Signalons enfin qu'aucun de ces paramètres ne possède à lui seul de valeur absolue. Pour effectuer un diagnostic valable, le dosage du cholestérol, sous quelque forme qu'on le pratique, ne peut se dissocier du dosage des triglycérides, des apolipoprotéines et, éventuellement, du lipidogramme *.

COAGULATION SANGUINE
voir *HÉMOSTASE*

CORPS CÉTONIQUES

L'acétone * en fait partie.

Métabolisés par le foie dans le cadre de la dégradation des albumines et des graisses, les corps cétoniques passent dans le sang puis dans les divers tissus, qui les détruisent.

Leur taux varie de 1 à 5 mg/l (17 à 86 μmol/l).

La cétonémie s'observe dans les états de famine. On la trouve, bien sûr, en cas de jeûne ; d'où sa recherche lors de la surveillance d'un régime amaigrissant.

Son intérêt clinique le plus évident réside chez le diabétique : en cas de chute de la réserve alcaline *, leur présence dénonce la survenue d'accidents graves d'acido-cétose.

CORTICOSURRÉNALE
voir *SURRÉNALES*

CORTISOL voir *SURRÉNALES*

CRÉATININE

C'est le produit de la dégradation d'un constituant azoté musculaire. La créatinémie dépend donc de l'importance de la masse musculaire du sujet.

De ce fait, son taux varie selon :

– l'âge, plus bas chez le nourrisson ;

– le sexe, surtout, allant :

  • chez l'homme, de 6 à 12 mg/l (53 à 106 µmol/l) ;

  • chez la femme, de 5 à 10 mg/l (44 à 88 µmol/l).

Il n'existe aucune variation physiologique.

Ses seules fluctuations concernent son élimination rénale. D'où l'intérêt de la créatinémie dans l'appréciation d'une quelconque anomalie rénale lors de la prise d'un médicament ou la prescription d'un régime amaigrissant.

C RÉACTIVE PROTÉINE (C.R.P)

Utilisée au départ essentiellement chez l'enfant, cette réaction tend à remplacer la Vitesse de Sédimentation * dans la détection d'une inflammation.

Lors d'une infection ou d'une inflammation, le taux de cette protéine augmente rapidement, en quelques heures. De même, son taux descend de façon aussi immédiate en cas de guérison. Sa chute est un facteur important pour juger de l'efficacité du traitement prescrit.

Chaque laboratoire possède ses propres valeurs de référence. Mais on peut considérer une C.R.P. comme normale si son taux est inférieur à 10 mg/l.

ÉRYTHROCYTES voir *HÉMOGRAMME*

ESTROGÈNES voir *ŒSTROGÈNES*

FER

Il possède un rôle éminent dans la genèse des globules rouges.

Dans l'organisme, il se répartit :

– à 70 % dans l'*hémoglobine*, ce pigment transporteur d'oxygène auquel l'hématie doit sa couleur. Le fer sera récupéré par l'hémolyse des vieilles hématies ;

– à 25 %, en *ferritine* et *hémosidérine*, formes de réserve stockées dans le foie, la rate et la moelle osseuse ;

– à 3 % dans l'hémoglobine musculaire (*myoglobine*) ;

– les 2 % restants étant transportés dans le plasma par un vecteur glycoprotéiné, la *transferrine*.

La sidérémie est le dosage du fer de l'hémoglobine.

Son taux varie :

– chez l'homme, de 0,70 à 1,90 mg/l (12 à 34 µmol/l) ;

– chez la femme, de 0,60 à 1,80 mg/l (11 à 32 µmol/l), cette différence étant due à la perte de fer lors des règles.

Elle est maximale à 8 heures du matin et minimale en fin de soirée.

Ses variations pathologiques accompagnent toutes les anémies :

– en plus (hypersidérémiques) lors d'anémies hémolytiques, carence en vitamines B12, aplasie médullaire, saturnisme, etc. ;

– en moins (hyposidérémie) lors d'hémorragies ou carences ferriques de toutes origines. Ces manques peuvent être également liés à des processus cancéreux, rhumatismaux, liés au SIDA, etc.

La ferritinémie est le dosage de la ferritine. Il présente le double avantage d'être le premier à indiquer une carence en fer infraclinique, et le dernier à se normaliser au cours du traitement substitutif.

Son taux varie : de 60 à 300 µg/l chez l'homme et de 30 à 150 µg/l chez la femme.

La sidérophilinémie est le dosage de le transferrine. Ses variations ne dépendent pas du sexe, mais de l'âge. Variant de 2,45 à 2,8 mg/l (27 à 31 µmol/l), l'examen permet de préciser certaines atteintes plus particulières en fonction de l'âge des malades.

Nous ne pouvons pas clore cette rubrique sans insister sur l'impérieuse nécessité d'un hémogramme afin d'y étudier les paramètres érythrocytaires. En effet, la carence de fer d'une anémie ne peut être affirmée que si elle s'accompagne d'une diminution de la taille des hématies (microcytose) et de leur décoloration (hypochromie).

FIBRINOGÈNE

Synthétisée par le foie, cette glycoprotéine joue un rôle très important dans l'hémostase :

– elle participe en effet au phénomène de la coagulation en se tranformant en *fibrine* sous l'action de la *thrombine* ;

– sous l'action d'une enzyme sécrétée par les parois vasculaires, sa lyse entraîne la destruction du caillot sanguin (thrombolyse) à partir de la 24e heure.

En plus de son rôle de contrôle sur les phénomènes relatifs à la coagulation sanguine, son étude permet la surveillance des syndromes inflammatoires aigus qui entraînent tous l'augmentation de son taux. Celui-ci varie de 2 à 4 g/l.

GAMMA-GLUTAMYL-TRANSFÉRASE ou TRANSPEPTIDASE ou ΓGT

Il s'agit d'une enzyme qui intervient dans le métabolisme du principal transporteur d'hydrogène, le *gluthation*.

Son taux varie :

– chez l'homme, de 6 à 28 UI/l ;

– chez la femme, de 4 à 18 UI/l.

Son activité semble correspondre à l'enzyme

d'origine hépatique et pancréatique. Mais si le γGT manque de spécificité pour l'étude des affections de ces deux viscères (on leur préfère d'autres tests plus caractéristiques et plus fiables), il constitue l'examen biologique le plus précocément perturbé chez l'éthylique et chez le toxicomane. En effet son accroissement accompagne :

– les intoxications par amphétamines, cocaïne, héroïne, LSD et morphine ;

– l'exposition prolongée à des toxiques type trichloréthylène ou tétrachlorure de carbone ;

– la consommation excessive d'anticonvulsivants, antidépresseurs, œstroprogestatifs, antiangoreux, etc.

C'est souligner l'importance de son actualité.

Son dosage est, en outre, un élément essentiel du traitement de l'alcoolisme chronique. En effet son taux baisse de 50 % en l'espace de 8 à 10 jours de sevrage, ce qui est un excellent moyen de contrôle.

GLYCÉMIE

C'est le dosage du sucre dans le sang. Cet examen, le plus prescrit en biologie clinique, témoigne de l'équilibre entre :

– l'apport alimentaire ;

– l'utilisation du glucose dans l'organisme (dépenses énergétiques, stockage sous la forme de glycogène hépatique, transformation en lipides) ;

– la glycogenèse hépatique. Seul le glycogène stocké dans le foie concourt à la stabilisation de la glycémie. Le glycogène épars dans le muscle est consommé *in situ* lors des mouvements ;

– la glycémie elle-même, ou taux du sucre véhiculé dans le plasma sanguin.

Elle dépend de deux systèmes régulateurs :

– un système hyperglycémiant constitué par les stimulines hypophysaires, les glucocorticoïdes corticosurrénaliens * et les catécholamines médullo-surrénaliennes * ;

– un système hypoglycémiant, l'*insuline*, sécrétée par les cellules β du pancréas.

Son taux varie :

– de 0,60 à 0,90 g/l (3,3 à 5 mmol/l) pour le sang veineux total ;

– de 0,80 à 1,10 g/l (4,4 à 6,1 mmol/l) pour le plasma veineux.

La glycémie présente des variations physiologiques :

– l'âge. Elle est très basse chez le nouveau-né, mais remonte au bout de 48 heures ;

– la grossesse. Elle est abaissée chez la femme enceinte ;

– le stress et les exercices musculaires l'augmentent ;

– le mode et l'horaire alimentaires, surtout.

Ses variations pathologiques sont courantes :

– diabète si la glycémie à jeûn dépasse 1,40 g/l

ou 7,8 mmol/l, et si la glycémie postprandiale excède 2 g/l ou 11 mmol/l ;

– hypoglycémie et les troubles nerveux qui en découlent, si la glycémie est inférieure à 0,50 g/l ou 2,8 mmol/l.

L'étude de la glycémie sera toujours complétée par la recherche du sucre urinaire (glycosurie) et celle des corps cétoniques *. On aura quelquefois recours à des techniques plus sophistiquées (hyperglycémie provoquée) en cas de doute ou de conditions cliniques particulières, comme les femmes sous contraception orale chez qui on soupçonne un diabète gestationnel.

GROUPES SANGUINS

Bien qu'il ne s'agisse pas à proprement parler d'examens de biologie sanguine, il me semble normal d'en décrire ici, succinctement, les diverses modalités.

Ce sont des ensembles indépendants d'*antigènes*, génétiquement et biologiquement contrôlés, qui permettent de distinguer différentes catégories d'individus dans le cadre d'une même espèce. Leur connaissance est indispensable pour la pratique de la transfusion sanguine et celle des greffes d'organes (« histocompatibilité »).

Il existe trois groupes principaux : celui des

groupes érythrocytaires, le plus anciennement connu ; celui des groupes leuco-plaquettaires et, enfin, celui des protéines sériques, de découverte récente.

Groupe érythrocytaire

Conditionné par la présence d'anticorps fixés sur les hématies, il présente un intérêt considérable puisqu'il permet :

– l'étude génétique de la transmission des caractères d'une génération à une autre ;

– l'élaboration de la carte chromosomique d'un individu (caryotype) ;

– l'éviction des accidents lors des transfusions sanguines ;

– l'exclusion d'une paternité ;

– le diagnostic et la prévention de certaines anémies hémolytiques.

Nous étudierons dans ce groupe le système dit ABO, puis le système Rhésus et, enfin, les sous-groupes du sytème Rh.

Groupe ABO

Quatre groupes sont conditionnés par la présence ou l'absence, sur les globules rouges, de deux *agglutinogènes* A et B. Ce sont les groupes « historiques » O, A, B et AB.

• Le Groupe O, qui ne possède aucun agglutinogène, est susceptible de transfuser tous les autres groupes : c'est le « donneur universel ». Mais il ne peut recevoir de sang que de son seul groupe. En France, il possède le pourcentage le plus élevé (45 %).

• Le groupe A, qui possède l'agglutinogène A et l'agglutinogène anti-B, est susceptible de donner du sang à son groupe ainsi qu'au groupe AB. Mais il ne peut recevoir de sang que de son groupe ou du groupe O. En France, son pourcentage est fort puisqu'il atteint 40 %.

• Le groupe B, qui possède l'agglutinogène B et l'agglutinine anti-A, est susceptible de donner du sang à son groupe ainsi qu'au groupe AB. Mais il ne peut recevoir de sang que de son groupe ou du groupe O. Son pourcentage est de 10 % en France.

• Le groupe AB qui possède, lui, les deux agglutinogènes A et B, mais aucune agglutinine est le « receveur universel ». Il peut recevoir le sang de n'importe quel groupe. Mais il ne peut en donner qu'à son seul groupe. Heureusement, il possède, en France, le taux le plus bas : 5 %.

En réalité, on s'est rendu compte qu'il existait deux sortes d'agglutinines A et que l'on trouvait même des groupes B différents. On décrit actuellement de nombreux sous-groupes dont nous ne ferons pas mention ici. Ils relèvent du domaine spécialisé des immunologistes.

Précisons cependant que l'hérédité de ce groupe ABO obéit aux lois de Mendel : le groupe sanguin d'un individu dépend de deux gènes, l'un paternel et l'autre maternel, portés par une paire de chromosomes (« gène allèle »). Les trois gènes A, B et O peuvent déterminer :

– six génotypes différents AA, AB, AO, BB, BO et OO, auxquels correspondent seulement

– quatre phénotypes A, B, AB et O.

AA, BB, OO sont dit « homozygotes ». AO, BO et AB sont « hétérozygotes », les deux gènes étant dissemblables.

Ce caractère héréditaire des groupes sanguins trouve son application dans l'exclusion d'une paternité puisque :

– les gènes A et B ne peuvent pas apparaître chez des enfants dont les parents sont tous deux du type O ;

– un sujet de groupe O ne peut pas avoir d'enfant AB ;

– un sujet du groupe AB ne peut pas avoir d'enfant du groupe O.

Il existe un autre groupe érythrocytaire, le groupe MNSs, qui, présentant quatre types de chromosomes possibles, complète la série d'examens mis en œuvre pour une exclusion de paternité. Nous ne ferons que le citer ici, sans mentionner d'autres groupes encore plus récemment découverts (P, Kell, etc.).

Groupe Rhésus

Il fut mis en évidence en 1940 par injection du sang d'un singe *Macacus Rhesus* dans l'oreille d'un lapin : Le sérum « anti-Rhésus » ainsi obtenu manifesta le pouvoir d'agglutiner des hématies humaines. Dans la race blanche :

– 85 % de la population présentèrent ce phénomène. Ils représentent les sujets « Rhésus positifs », Rh + ;

– les 15 % restants qui ne montrent aucune réaction appartiennent au groupe « Rhésus négatif », Rh -.

Les sujets Rh + possèdent l'*antigène* que les Rh - n'ont pas. Théoriquement, ces derniers ne devaient pas développer d'agglutinines anti-Rhésus. Or, mis en contact à plusieurs reprises avec du sang Rh +, l'expérience démontra qu'il en manifestaient : ils devenaient « anti-Rh + » !

Cette « contamination » présente deux gros intérêts sur le plan transfusionnel et sur celui de l'hérédité :

• *Sur le plan transfusionnel*, un malade Rh - qui subit plusieurs transfusions avec du sang Rh +, voit se développer des anticorps Rh + responsables d'accidents souvent graves. D'où l'utilité de scinder les donneurs du point de vue Rhésus, et de choisir du sang Rh - si l'on veut effectuer des transfusions répétées à un sujet Rh -.

Actuellement, toutes les cartes mentionnant le groupe sanguin portent la mention obligatoire de son facteur Rh + ou Rh - ;

• *Sur le plan de l'hérédité*, prenons le cas d'un fœtus Rh + engendré par un père Rh -, mais porté par une mère Rh -. Celle-ci va, tout naturellement, développer graduellement des anticorps anti-Rh – ou anticorps immuns – pour « se protéger » de cette « masse » Rh + qui grossit en elle : c'est le phénomène d'iso-immunisation. L'ennui est que, à travers le placenta, ces agglutinines anti-Rh + viennent, graduellement elles aussi, agglutiner puis lyser les hématies du fœtus.

Ce phénomène est à l'origine des maladies du nouveau-né groupées sous le nom d'érythroblastose ou de maladie hémolytique du nouveau-né. Elle sera d'autant plus redoutable que la fratrie progressera. Puisque ces anticorps immuns augmentent proportionnellement au nombre de gestations, le premier enfant ne présentera en général aucun signe pathologique évident. Le second lui, manifestera une anémie postnatale de moyenne gravité. Le troisième développera un ictère grave. Les suivants seront mort-nés, ou prématurés qui décéderont rapidement (« anasarque fœto-placentaire).

La recherche de ces agglutinines aux 3e, 6e et 8e mois de grossesse, est capitale à pratiquer chez toute femme enceinte pour dépister l'éventualité d'un tel conflit.

Sous-groupe du système Rh

En réalité, l'agglutinogène Rh n'existe pas. On range sous cette seule dénomination tout un groupe d'antigènes distincts qui se transmettent héréditairement en obéissant aux lois de Mendel.

Il existe des sujets homozygotes Rh + Rh + ou Rh - Rh -. Il existe également des hétérozygotes Rh + Rh - ou Rh - Rh +. Mais ils se manifesteront comme des Rh + car ce facteur est dominant. Alors que Rh - est récessif.

Grâce à des anticorps spécifiques, il est maintenant possible de définir le « génotype Rh » particulier de chaque être humain, en dépit des divers sous-groupes Rh. L'intérêt en est évident pour l'exclusion ou la reconnaissance de paternité.

Groupe leuco-plaquettaire ou système HLA

De nombreux antigènes sont communs aux hématies, aux leucocytes et aux plaquettes. Ils font, bien sûr, partie du système ABO que nous avons étudié précédemment.

D'autres sont spécifiques des leucocytes ou des plaquettes. Relevant de l'immunologie, nous ne faisons que les mentionner dans cet ouvrage.

En revanche, le système HLA, qui a valu le prix Nobel de médecine à J. Dausset, intéresse non seulement leucocytes et plaquettes, mais aussi *toutes les cellules nucléées de l'organisme* (rappelons qui ni les hématies ni les plaquettes ne sont nucléées). Cet antigène HLA *Human Leukocyte Antigen* siège sur la membrane de chaque cellule vivante humaine. Appartenant, bien sûr, au groupe biologique des glucoprotéines, cet antigène s'applique à des substances d'une extrême complexité : elles peuvent en effet présenter au moins 150 millions de combinaisons !

Elles dépendent de certains gènes occupant une place précise sur un certain chromosome (« bras court de la 6e paire »). On a pu les individualiser en quatre groupes A, B, C et D et divers sous-groupes que l'on a qualifiés d'un chiffre.

Elles jouent un rôle essentiel en biologie puisqu'ils *caractérisent un sujet donné* : transmises héréditairement selon le mode dominant, elles le protègent durant toute son existence de n'importe quelle anomalie cellulaire :

– mutation liée à un quelconque accident touchant un segment plus ou moins étendu d'ADN ;

– modification due à une agression infectieuse, chimique ou biologique (greffe d'organe).

Des globules blancs particuliers, les *lymphocytes T*, reconnaissent les molécules HLA « étrangères » et détruisent les cellules qui les portent.

La détermination des groupes HLA a permis :

– l'étude de l'histocompatibilité entre donneur d'organe à greffer et receveur de cet organe, tout groupement différent exposant à un rejet ;

– la recherche ou l'exclusion de paternité, l'enfant présentant obligatoirement le même groupe que son père ;

– le diagnostic de certaines maladies dites « auto-immunes ».

Ainsi l'antigène B27 répond, en rhumatologie, à certains syndromes (pelvi-spondylite rhumatismale, rhumatisme psoriasique, etc.). Le diabète, le psoriasis, la maladie de Basedow, l'artérite de Horton et, peut-être, la sclérose en plaques relèvent en grande partie de ce sous-groupe.

Groupe des protéines sériques

Nous ne ferons que citer ici le système du groupe d'immunoglobines (systèmes Inv et Gm).

Il complètera certaines données immunologiques.

HÉMOGLOBINE

L'hémoglobine (Hb) est le constituant essentiel de l'hématie. Elle tire son nom de ses deux éléments de base :

– l'hème, coloré, contenant du fer bivalent capteur d'oxygène ;

– et la globine, une protéine formée de quatre chaînes d'acides aminés.

Ces chaînes peuvent présenter d'ailleurs des variations de structure portant sur un plus grand nombre ou une autre composition des acides aminés. Ces variations deviennent héréditaires. Ce qui conditionne différentes espèces d'hémoglobines que la nomenclature internationale désigne du symbole Hb, suivi d'une lettre majuscule. Sont ainsi répertoriées les variétés :

– normales HbA de l'adulte et HbF du fœtus, par exemple ;

– ou pathologiques HbC, HbD, HbE, etc., pour définir les hémoglobinoses, dont la thalassémie [1] est une des formes les plus connues.

Ces anomalies peuvent déclencher de graves syndromes morbides. Physiologiquement, l'hémoglobine assure en effet :

– le transfert d'oxygène des alvéoles pulmonaires qui les captent aux tissus qui les utilisent ;

– mais aussi celui du gaz carbonique des tissus aux alvéoles pulmonaires qui le rejettent.

Renfermant 65 % du fer de tout l'organisme, son taux biologique peut être exprimé selon trois modes toujours en usage : en grammes pour 100 millilitres, en grammes par litre de sang, en millimoles par litre de sang. Ce qui donne :

– pour l'homme : 13 à 17 g/100 ml ; 130 à 170 g/l ; 8 à 10,5 mmol/l ;

---

1. Terme sous lequel on groupe un certain nombre d'anémies infantiles héréditaires.

– pour la femme : 11,5 à 15 g/100 ml ; 115 à 150 g/l ; 7 à 9,3 mmol/l ;

– pour le nouveau-né : 19,5 à 21 g/100 ml ; 195 à 215 g/l ; 12 à 13,3 mmol/l.

Ses variations quantitatives concernent :

– lorsque son taux est trop élevé, soit une grave maladie, l'érythrémie ou syndrome de Vaquez, soit une hémoconcentration par fuite plasmatique (déshydratation, brûlures étendues) ;

– lorsque son taux baisse, une anémie.

Les analyses sanguines, ou hémogramme *, comportent en général deux séries de quatre lettres dont voici l'explication :

– la *teneur corpusculaire moyenne en hémoglobine* (*TCMH*) ou *teneur globulaire moyenne en hémoglobine* (*TGMH*) indique, comme son nom le laisse entendre, le poids moyen d'hémoglobine contenu dans une hématie. Il varie de 27 à 32 picogrammes ;

– la *concentration corpusculaire moyenne en hémoglobine* (*CCMH*) ou *concentration globulaire moyenne en hémoglobine* (*CGMH*) exprime le rapport entre la teneur en hémoglobine des hématies et le volume qu'elles occupent (« hématocrite »).

Ainsi, l'hématie « normochrome », qui contient la quantité physiologique d'hémoglobine, possède un CCMH dont le taux varie de 32 à 36 % (0,32 à 0,36), ou 32 à 36 g/100 ml ou encore 20 à 22,3 mmol/l.

Une hématie « hypochrome » manque d'hémoglobine. Elle possède un taux inférieur à la normale. Elle est celle de l'anémie ferriprive la plus commune.

Il n'existe pas d'hématie « hyperchrome ».

Pour terminer cette rubrique, notons que l'*hémolyse* est la mise en liberté de l'hémoglobine contenue dans un globule rouge par suite d'une altération biochimique (anticorps) ou lorsqu'elle est distendue par action de solution hypotonique (hémolyse osmotique).

HÉMOSTASE ou EXPLORATION DE LA COAGULATION SANGUINE

L'hémogramme est l'ensemble des phénomènes physiologiques qui aboutissent à l'arrêt d'une hémorragie. Elle peut être spontanée ou provoquée. Celle-ci mettant en jeu des techniques chirurgicales, nous n'étudierons dans cette rubrique que l'hémostase physiologique spontanée. Nous indiquerons, pour chacun des quatre stades biochimiques, les techniques de dosage les plus utilisées.

Les stades biochimiques de la coagulation sanguine

La « brèche » vasculaire est « colmatée » par quatre séries de processus complexes :

1. *Une vaso-constriction réflexe*

Cette vaso-constriction réflexe, initiale est contrôlée par un médiateur chimique présent dans la plupart des tissus, la sérotonine. Elle déclenche également, en 2 à 3 secondes une cohésion puis une agrégation de plaquettes.

2. *Une cohésion puis une agrégation des plaquettes*

Ces petits éléments dépourvus de noyaux se présentent sous la forme de bâtonnets fuselés qui se transforment rapidement en disques. Ainsi activés, ils s'accolent au tissu sous-endothélial (collagène) du vaisseau lésé. Les plaquettes s'unissent les unes aux autres et libèrent une substance qui, facilitée par la présence de catécholamines *, de calcium * et d'un agent agrégant puissant, le thromboxane, détermine leur agglutination en un *clou plaquettaire* ou *thrombus blanc*. Ce n'est pas encore le caillot car il ne contient ni fibrine ni globule rouge.

L'exploration biologique de ce premier temps plaquettaire s'effectue :

– au laboratoire, par la *numération des plaquettes* * ;

– en clinique courante, par le *temps de saignement*. Il consiste à évaluer le temps nécessaire à l'arrêt d'un saignement provoqué par une petite plaie. Pratiquée sur le lobe de l'oreille (technique de Duke), l'hémostase s'effectue entre 120 et 240 secondes. Mais on ne la considère comme pathologique que si elle excède 7 minutes.

3. La coagulation plasmatique

Elle dépend de l'activation de deux globulines du plasma, synthétisées par le foie, ce qui explique les hémorragies que présentent les malades atteints d'hépatite ou de cirrhose.

La coagulation plasmatique s'effectue en trois phases.

• La *prothrombine*, une glycoprotéine du plasma, est soumise à l'action d'une thromboplastine délivrée par des facteurs plaquettaires et plasmatiques complexes. Elle se transforme alors en *thrombine*.

• La thrombine commue à son tour les grosses molécules allongées d'une autre globuline plasmatique, le *fibrinogène*. Ainsi se constitue la *fibrine*.

• Cette globuline filamenteuse, insoluble et élastique, forme un véritable réseau dont les agrégats de plaquettes sont les nœuds. C'est le *thrombus rouge*. Il recouvre peu à peu le clou plaquettaire, ou thrombus blanc primitif, et adhère à la paroi vasculaire, formant le *caillot*.

L'exploration biologique de ce second temps en fibrinoformation, comporte des explorations globales parmi lesquelles se trouve le classique *temps de coagulation*. Il consiste à chronométrer le temps qui s'écoule entre le contact du sang et des parois de tubes à hémolyse et la prise en masse du caillot : 8 à 10 minutes en situation normale. Il est allongé dans les anomalies importantes de la coagulation, telle l'hémophilie.

On lui préfère cependant le *test de Howel*, ou *temps de recalcification plasmatique*. Normalement compris entre 90 et 150 secondes, c'est le test de surveillance des traitements anticoagulants (surtout de l'héparine).

Mais il existe aussi des temps d'exploration semi-analytique de la coagulation. Signalons le *temps de Quick* qui évalue la formation de thrombine à partir de la prothrombine. Normalement situé entre 12 et 13 secondes, on l'exprime plus volontiers par le pourcentage référencé à un témoin qui présente 100 % de prothrombine. Son intérêt est de prévoir un risque d'hémorragie avant toute opération chirurgicale. On l'utilise également dans la surveillance de traitements anticoagulants, surtout ceux utilisant les dérivés coumariques ou les salicylés [1]. Il est normal dans l'hémophilie puisque cette mala-

1. Substances initialement extraites de l'écorce de saule, mais actuellement produites de façon industrielle.

die héréditaire est due à l'inactivation de la prothrombine par certains facteurs inhibiteurs spécifiques.

On utilise enfin des épreuves d'exploration analytique des divers facteurs de coagulation : *dosage du fibrinogène* (2 à 4 g/l), voire dosage spécifique de tel ou tel élément par des techniques sophistiquées.

4. *La fibrinolyse*

C'est la dernière étape de l'hémostase physiologique. Elle survient quelques jours ou quelques semaines après la formation du caillot. Le *plasminogène*, glycoprotéine présente dans le plasma et, elle aussi, synthétisée par le foie, est activée par de multiples facteurs. Il donne la *plasmine* ou *fibrinolysine* qui, comme son nom l'indique, lyse le caillot de fibrine. Se métabolisent ainsi des produits de dégradation solubles dans le plasma et dans le sérum.

Le processus de coagulation est achevé.

Parmi les épreuves d'exploration globale, l'étude des activateurs de la fibrinolyse (« *lyse des englobulines plasmatiques* ») est évaluée par la lyse du caillot, en plus de 90 minutes. Cette

---

Elles possèdent une action analgésique, antipyrétique, anti-inflammatoire – et hypocoagulante. L'aspirine en découle : c'est l'acide acetyl-salicylique.

technique est utilisée dans la surveillance des traitements des embolies (thrombolyses).

Parmi les épreuves d'exploration analytique, citons :

– le *dosage du fibrinogène plasmatique* (2 à 4 g/l) puisqu'il est le substrat principal de la fibrinolyse ;

– le *dosage des produits de dégradation de la fibrine* (PDF), de 0,5 à 5 mg/l.

C'est un dosage immuno-enzymatique assez difficile à apprécier.

IMMUNOGLOBINES

Ce sont des glucoprotéines qui appartiennent pratiquement toutes au groupe des gamma-globulines, produites par des cellules de la lignée lymphoïde (surtout les plasmocytes) et douées d'une activité antigénique analogue. Elles jouent le rôle essentiel dans la défense de l'organisme contre les agressions.

Les immunoglobines n'existent pas à la naissance de l'individu. Mais elles se développent assez rapidement chez le nourrisson, offrant ainsi une protection valable dès l'âge de un an, en général.

Elles présentent de nos jours un intérêt grandissant, d'une part à cause des phénomènes de rejets d'organes greffés, d'autre part à cause du syndrome d'immunodéficience acquise, ce terrible SIDA *.

Il en existe cinq classes, chacune d'elles étant caractérisée par les lettres G, A, M, D et E. Elles comportent toutes, du point de vue chimique, deux paires de chaînes polypeptidiques latérales. La structure différente de l'une d'entre elles spécifie l'immunoglobine. Elle sera désignée par le symbole Ig suivi de la lettre caractéristique.

Immunoglobines IgG

Ce sont les plus importantes au niveau quantitatif puisqu'elles représentent 80 % du total des immunoglobines sériques humaines. En font partie la majorité des anticorps antibactériens et anti-viraux.

À la naissance, l'IgG est d'origine purement maternelle. Le nouveau-né fabrique ensuite ses propres IgG. Leur taux est alors bas, de l'ordre de 4 g/l. Mais il monte vite et atteint un taux moyen de 6,5 g/l entre 7 et 12 mois. Vers l'âge de 2-3 ans, le taux rejoint celui, physiologique, de l'adulte, entre 8 et 14 g/l.

Ce taux augmente *lors de toute infection ou parasitose*, ainsi que lors de certaines atteintes hépatiques et auto-immunes (voir *Groupes sanguins*).

Immunoglobines IgA

Elles représentent 10 % du total des immunoglobines sériques humaines. Elles se trouvent surtout dans les sécrétions dites exocrines : larmes, salive, mucus nasal et bronchique, lait et colostrum. Elles s'opposent en effet à la *pénétration muqueuse des agents infectieux.*

Chez l'enfant, leur taux est très bas durant toute la première année. Il faut donc particulièrement veiller à l'intégrité des muqueuses des nourrissons.

Elles augmentent assez rapidement, atteignant le taux de 1 g/l à l'âge de 5 ans. À la puberté règne déjà le taux physiologique de l'adulte, entre 2 et 4 g/l.

Leur augmentation accompagne les infections infantiles. Chez l'adulte, elle se retrouve chez les porteurs du syndrome intestinal de Crohn, d'un cancer digestif ou d'une cirrhose atrophique.

Immunoglobines IgM

Elles représentent 6 % du total des immunoglobines sériques humaines. Elles possèdent la faculté *d'agglutiner et de détruire les cellules* (cytolyse).

Le taux du nouveau-né est de 0,10 g/l. Mais, au bout d'un an, l'enfant possède le taux physiologique de l'adulte, entre 0,5 et 2,2 g/l.

Leur augmentation s'observe dans les infections parasitaires (paludisme) ou virales.

Immunoglobines IgD

Elles ne représentent que 0,2 % du total des immunoglobines sériques humaines. Elles jouent cependant un rôle important dans la *genèse des anticorps antinucléaires* (lupus érythémateux, polyarthrite rhumatoïde) *et antithyroïdiens* (thyréose de Hashimoto).

Le taux infantile rejoint, vers 14 ans, celui de l'adulte, entre 0,020 et 0,030 g/l.

Leur augmentation est cependant peu spécifique car on la retrouve dans de nombreux syndromes d'infections chroniques.

Immunoglobines IgE

Elles ne représentent que 0,01 % de l'ensemble des immunoglobines sériques humaines. Mais elles ont la propriété de se fixer sur les cellules qui contiennent de l'*histamine* (ce sont les polynucléaires basophiles et les « mastocytes »). En présence de l'antigène, ces cellules libèrent ce médiateur chimique, qui dilate les artérioles et augmente la perméabilité vasculaire, déclenchant le *phénomène allergique.*

Les IgE sont responsables des *signes de type anaphylactique*. En dépit de leur insuffisance numérique, elles présentent un intérêt majeur :

– du point de vue clinique, pour le diagnostic d'affections allergiques (test épicutanés et, surtout, intradermo-réactions) ;

– du point de vue immunologique, les dosages spécifiques des divers constituants sanguins (dosages radio-immunologiques, immuno-enzymatiques, etc).

On utilise une unité internationale (UI) qui définit les valeurs d'IgE pathologiques comme étant supérieures aux suivantes :

– à la naissance > 1 UI/ml ;
– de 4 à 6 mois, > 10 UI/ml ;
– de 7 à 12 mois, > 20 UI/ml ;
– de 19 à 24 mois, > 40 UI/ml ;
– de 3 à 4 ans, > 80 UI/ml ;
– de 6 à 8 ans, > 170 UI/ml ;
– de 8 à 10 ans, > 200 UI/ml ;
– après 10 ans et chez l'adulte, > 250 UI/ml ;
– les valeurs sont plus basses chez le sujet âgé.

L'augmentation des IgE traduit évidemment tous les syndromes allergiques, qu'il s'agisse d'asthme, d'eczéma, de rhinite, voire d'allergie digestive. Mais elle signale également certaines parasitoses (ascaris, tænias, bilharzies), l'aspergillose pulmonaire, même des affections non allergiques telles la maladie de Hodgkin, la mucoviscidose ou les maladies auto-immunes.

Outre les états d'immunodéficience acquise (SIDA) ou intentionnels (rejets), leur chute accompagne en général tout cancer non traité à un stade avancé.

Nous renvoyons le problème de l'immunodéficience acquise à la rubrique consacrée au SIDA.

LIPIDES ET LIPIDÉMIE

Le sérum contient 5 à 7 g par litre de lipides. Leur solubilité dans le sang s'explique par la présence de molécules d'association, spécifiques, les *lipoprotéines*. Lipido-protéiniques, elles transportent les lipides ainsi solubilisés. Elles constituent les plaques d'athérome.

Par ultracentrifugation et, surtout, par électrophorèse, il a été possible de les différencier en quatre types biochimiques principaux :

– les chylomicrons, de faible densité et de très faible motilité électrophorétique. Elles sont très riches en triglycérides exogènes. Ce sont elles qui apparaissent dans le sang après un repas riche en graisses ;

– les lipoprotéines très légères, ou VLDL (*very low density lipoproteins*), ou pré-ß lipoprotéine, contiennent aussi une grande quantité de triglycérides, mais endogènes, cette fois, aux dépens du glucose hépatique ;

– les lipoprotéines légères, ou LDL (*low den-*

sity lipoproteins), transportent la majeure partie du cholestérol * ;

– et, enfin, les lipoprotéines de haute densité, ou HDL (*high density lipoproteins*), ou α-lipoprotéines, transportent les phospholipides, à destinée neurologique.

À ces lipoprotéines « classiques », il faut ajouter les *apoprotéines A, B, C, D et E*, formées dans le foie, qui régulent le transport lipidique sérique.

Étant donné le risque athérogène que fait courir une lipidémie élevée, il convient d'effectuer un bilan lipidique devant tout syndrome :

– cutané, évoquant un trouble du métabolisme graisseux : dépôt de cholestérol cutané ou tendineux (« xanthomes »), cornéen (« gérontoxon ») ou sur les paupières (« xanthélasma »), surtout présent chez un sujet de moins de 50 ans ;

– cardio-vasculaire : infarctus ou crise d'angor, artérite, accident cérébral, hypertension artérielle ;

– métabolique : diabète, pancréatite ou atteinte rénale ;

– d'obésité avec hyperuricémie * ;

– héréditaire.

Il faut savoir le demander chez toute femme qui prend un contraceptif oral de façon régulière et depuis longtemps.

Bilan biologique

• Le *dosage des lipides totaux* est obsolète. Détrôné par des techniques plus récentes, il est quasi abandonné.

• Plus intéressants sont :

– le dosage du *cholestérol total* * et l'on considère qu'il existe une hypercholestérolémie si le taux dépasse ;

• 2,60 g/l (7 mmol/l) chez l'adulte non âgé ;

• 2,80 g/l (8 mmol/l) chez l'adulte âgé ;

– le dosage des *cholestérols des lipoprotéines sériques* *. Le risque athérogène cardio-vasculaire est accru :

• si le HDL cholestérol est inférieur à 0,50 g/l (1,3 mmol/l) ;

• si le LDL cholestérol est supérieur à 2 g/l (5 mmol/l) ;

• si le rapport cholestérol total divisé par cholestérol HDL est supérieur à 5 ;

• si le rapport cholestérol LDL divisé par cholestérol HDL est supérieur à 3,5.

• On peut doser les *triglycérides sériques*. Il existe une hypertriglycéridémie nette pour tout taux supérieur à 2 g/l (2,2 mmol/l).

• On peut également doser les *apoprotéines sanguines*. Le risque athérogène dépend :

– d'une baisse des apolipoprotéines A, qui reflète une déficience en HDL,

– d'une élévation de l'apolipoprotéine B, qui traduit l'augmentation des LDL.

On effectuera surtout un *lipidogramme* par électrophorèse. Il met en effet en évidence, par la migration des lipoprotéines dont il a été question plus haut, six types d'hyperlipoprotéines, donc cinq primitives, de caractère familial :

– le type I, rare et héréditaire de type récessif, est heureusement gravissime ;

– le type II est fréquent. Il induit l'hypercholestérolémie familiale, qui se caractérise par un défaut du catabolisme des LDL. Se transmettant selon le mode dominant, la forme « homozygote » est rapidement mortelle. La forme « hétérozygote » demande l'observation d'une stricte diététique ;

– le type III est rare puisque transmis sur le mode récessif. C'est la forme la plus athérogène : les LDL sont effondrées. Il exige un traitement diététique et médicamenteux ;

– le type IV, fréquent puisqu'à transmission dominante, induit l'hypertriglycéridinémie familiale, qui associe obésité, diabète et hyperuricémie. Traitements diététique et médicamenteux sont impératifs ;

– le type V, enfin, est heureusement rare. Il réunit hypertriglycéridémie et atteintes du foie, de la rate et du pancréas. Tout cela à cause d'une anomalie de catabolisme des chylomicrons et des VLDL.

Il existe un type VI. Il concerne les hyperlipidémies secondaires à de nombreuses circonstances pathologiques : diabète, goutte, pancréatites, hypothyroïdie, grossesse, etc. La thérapeutique réclame, en plus d'une diététique stricte, le traitement spécifique de la maladie primitive.

LYMPHOCYTES voir *NUMÉRATION SANGUINE*

MAGNÉSIUM

Essentiellement intracellulaire, le magnésium existe dans le sérum à la fois sous la forme ionisée et sous une forme liée aux protéines.

Il participe au fonctionnement de nombreux systèmes enzymatiques intéressant les processus de dégradation des sucres et leur transformation en glycogène au niveau hépatique. Il intervient surtout en synergie avec le calcium dans l'excitabilité neuro-musculaire de la tétanie parathyréoprive *. Il semble également revêtir une certaine importance dans la spasmophilie *.

Il possède une distribution à la fois plasmatique (sérique) et globulaire (hématie). Il doit donc être recherché et dosé selon ces deux voies.

Le taux normal du *magnésium sérique* est compris entre 0,017 et 0,024 g/l (0,7 à 1 mmol/l).

Il subit des variations physiologiques peu importantes : un peu augmenté à la naissance et un peu diminué chez la femme en période d'activité génitale.

Il chute en cas de jeûne important, surtout chez le sujet obèse. Il faut donc savoir en prescrire en cas de régime amaigrissant.

À cause de sa distribution essentiellement intracellulaire, le magnésium sérique donne une idée souvent imparfaite du capital magnésien global d'un individu.

D'où le *dosage du magnésium globulaire*, dont le taux normal varie de 0,048 à 0,073 g/l (2 à 3 mmol/l).

Il faut enfin remarquer que les os renferment plus de la moitié du magnésium total du corps humain. Le muscle possède, lui aussi, plus de magnésium que l'hématie. Il semble donc plus judicieux de doser le *taux de magnésium musculaire* pour une évaluation plus exacte de la magnésémie. Son taux physiologique est de 4 à 4,63 mmol/100 g de tissu sec. Mais cette technique est beaucoup plus délicate à effectuer en laboratoire puisqu'elle exige une biopsie.

MARQUEURS TUMORAUX BIOLOGIQUES

Ce sont des substances protéiques synthétisées par un tissu néoplasique.

Seront étudiés ici uniquement ceux qui, véhiculés par le sang, peuvent être révélés et dosés par des techniques immunologiques récentes. Ces marqueurs biologiques bénéficient de l'apport des méthodes d'épuration et de mesures qui, à la fois, en élargissent le champ et en précisent les propriétés diagnostiques et pronostiques cliniques.

On les répartit en quatre grands groupes.

Antigènes provenant de fœtus humains

On peut en citer deux « classiques » : l'alpha-fœtoprotéine et l'antigène carcino-embryonnaire.

L'alpha-fœtoprotéine (AFP)

Cet antigène est synthétisé par les cellules du foie de l'embryon et par son sac vitellin. Dosé par radio-immunologie, son taux normal est inférieur à 20 µg/l chez l'adulte.

Il est physiologiquement plus élevé chez le très jeune enfant (son taux varie de 0 à 30 µg/l à la naissance) et au cours de la grossesse où il peut dépasser 400 µg/l.

On le retrouve, en pathologie, dans les cancers primitifs du foie (« hépatocarcinomes » toujours supérieurs à 400 μg/l) ainsi que dans divers cancers digestifs ou rénaux.

Mais il accompagne aussi des hépatites virales et les cirrhoses de toutes étiologies.

L'antigène carcino-embryonnaire (ACE)

Il n'a pu être mis en évidence que par ses propriétés antigéniques. Dosé, lui aussi, par radio-immunologie, toute élévation au-dessus du seuil de 2,5 ng/ml est un élément diagnostique et, surtout, pronostique du cancer du côlon et du cancer du rectum. On s'est en effet rendu compte que son dosage est essentiel pour le devenir des malades déjà opérés de ces tumeurs : si le taux d'ACE ne se normalise pas après l'exérèse [1] et le traitement spécifique, une récidive est alors à craindre.

Des enzymes libérées par certaines tumeurs

Nous en retiendrons cinq.

La gamma-glutamyl transférase (ou transpeptidase) = γGT

Son dosage dépend de la technique utilisée. Il

1. Ablation chirurgicale d'une partie nuisible à l'organisme.

faudra de ce fait se reporter aux normes précisées par le laboratoire.

Elle était connue pour être l'examen biologique le plus précocément perturbé dans l'intoxication éthylique chronique : les variations de son taux permettent la surveillance biologique stricte du sevrage des boissons alcoolisées lors d'une désintoxication.

On retrouve également cette enzyme dans toutes les affections hépato-biliaires, les néphropathies, les pancréatites aiguës et chroniques, ainsi que chez les toxicomanes (LSD, morphine, héroïne, cocaïne, voire amphétamines).

En ce qui concerne les tumeurs, en dépit de son manque évident de spécificité, la γGT est surtout utilisée pour la surveillance des métastases hépatiques.

La lactino-déshydrogénase (LDH)

C'est une enzyme connue de transfert d'hydrogène présente dans presque tous les tissus du corps humain et constamment localisée dans le cytoplasme cellulaire.

Ici encore de nombreuses techniques peuvent être utilisées pour son dosage sanguin. D'où le recours obligatoire aux normes précisées par le laboratoire.

Toujours retrouvée physiologiquement lors de la grossesse, chez le jeune enfant ou après des exercices physiques violents, une élévation de son taux a été mise également en évidence dans bien des syndromes : infarctus du myocarde, hépatites aiguës, anémies, hémolytiques et même leucémie myéloïde chronique.

Étant donné sa présence proportionnelle à la masse tissulaire, il est logique de retrouver la LDH comme un « marqueur de croissance tumorale ». Elle présente ainsi un intérêt pronostique réel.

Les phosphatases acides prostatiques (PAP)

Dosé par radio-immunologie, son taux, chez l'adulte sain, est inférieur à 4 µg/l. Mais ce taux se révèle inférieur à 2 µg/l si l'on utilise une technique immuno-enzymatique.

Quelle que soit la méthode utilisée, les PAP ne permettent pas d'effectuer le diagnostic d'un cancer de la prostate, mais d'en surveiller le traitement, de juger de son efficacité et de prévenir une extension métastatique.

Le Prostat Specific Antigen (PSA)

De découverte plus récente, cette glycoprotéine est sécrétée par les tubulures prostatiques. Son dosage immuno-enzymatique est toujours physiologiquement inférieur à :

– 2,5 ng/ml en l'absence d'adénome prostatique ;

– 10 ng/ml s'il existe un adénome prostatique.

Le cancer de la prostate se trahit par des taux plus élevés. Mais on ne peut pas parler, là non plus, d'un « test de cancérisation ». Ce PSA paraît cependant supérieur au PAP précédent pour la surveillance hormonothérapique et chimiothérapique des malades présentant des formes métastasées.

Les phosphatases alcalines (PAL)

Il en existe de nombreux dosages. D'où, là encore, le recours aux normes présentées par le laboratoire.

Elle est synthétisée par de nombreux tissus, mais les variations principales de cette enzyme concernent le tissu osseux. D'où l'intérêt de son dosage dans la maladie de Paget, des fractures en cours de consolidation, des ostéomalacies... ainsi que dans les sarcomes et les métastases osseuses (surtout celles du cancer du sein et de la prostate).

Le foie métabolise et élimine ces enzymes par la voie biliaire. On retrouve donc une élévation des PAL dans toutes les affections hépatobiliaires qui font obstacle à cette élimination, qu'il s'agisse de kyste hydatique, abcès amibien, ictère par rétention ou... métastase hépatique. Le PAL se révèle ainsi le test biologique le plus sensible et le plus précoce pour le diagnostic de ces métastases hépatiques.

Neuron Specific Enolase (NSE)

Normalement présente dans le sang à un taux inférieur à 12 ng/ml, cette enzyme existe en grande quantité dans les tumeurs neuro-endocriniennes (surtout thyroïdiennes) ainsi que dans le cancer anaplasique à petites cellules du poumon. On l'utilise aussi pour l'évaluation pronostique du redoutable neuroblastome infantile.

Hormones et médiateurs biologiques

Toute tumeur se développant dans un organe conditionne l'élévation de certaines hormones ou de médiateurs biologiques concernés, à quelque titre que ce soit, par cet organe. Ainsi en est-il notamment des catécholamines, de la sérotonine, de l'HCG des hormones hypophysaires, de la calcitonine, etc.

• *Les catécholamines* sont utiles pour surveiller le traitement et l'évolution des tumeurs de la médullo-surrénale ou des ganglions sympathiques qui possèdent la même origine embryologique : les « neuroblastomes ». Il en va de même des phéochromocytomes, qui sont les tumeurs de certaines cellules de cette médullosurrénale.

• *La sérotonine*

Cette amine, présente dans la plupart des tissus humains, intervient comme médiateur nerveux et vasculaire. Son taux est normalement inférieur à 0,30 mg/l (1,70 mol/l).

Sa chute accompagne l'insuffisance rénale, la maladie de Parkinson et le mongolisme.

Son élévation est l'un des meilleurs critères de diagnostic et de surveillance des tumeurs carcinoïdes.

• *L'hormone chorionique gonadotrope (HCG)*

Elle est sécrétée par les villosités placentaires. On la retrouve en abondance chez la femme enceinte. Sous le nom de « prolans », elle permet le diagnostic précoce de grossesse.

Son caractère « fœtal » marque particulièrement sa fraction β qui s'est révélée un bon indice de certaines tumeurs embryologiques, les « trophoblastomes ».

• *Les hormones hypophysaires*

Elles permettent la détection des tumeurs intéressant cette glande.

• *La calcitonine*, sécrétée par la thyroïde *, permet la détection des cancers médullaires de cette glande.

La liste est loin d'être close.

Les glycoprotéines issues de l'hybridation lymphocytaire

Résultat de travaux de biologie moléculaire, il

s'agit de manipulations génétiques portant sur les lymphocytes *, ces mononucléaires spécialisés dans les réponses immunitaires.

Dosées par des méthodes radio-immunologiques, ces glycoprotéines sont individualisées par les deux lettres CA, suivies d'un nombre spécifique.

Certainement promises à un brillant avenir, ces techniques permettent actuellement de confirmer certains diagnostics et, surtout, de porter un pronostic sur l'évolution et les risques métastatiques de tumeurs malignes. En particuliers :

– *CA 15,3* est augmenté au-dessus de 30 U/ml dans les cancers du sein (dont il dépiste les récidives), du côlon, de l'ovaire et du poumon ;

– *CA 19,9* est augmenté au-dessus de 37 U/ml dans les cancers du pancréas, du foie et des voies biliaires ;

– *CA 50* est augmenté au-dessus de 20 U/ml dans les cancers de la prostate, du pancréas, de l'utérus et de l'ovaire ;

– *CA 125* est augmenté au-dessus de 35 U/ml dans les cancers de l'ovaire, du col utérin, du pancréas et du poumon.

Mais il faut préciser qu'aucune de ces glycoprotéines n'est spécifique d'un seul organe (on peut le remarquer ci-dessus), ni même du caractère de malignité. Ainsi :

– CA 15,3 est positif dans les affections bénignes du sein et du foie ;

– CA 19,9, dans les lithiases biliaires, les pancréatites, voire de simples colites ;

– CA 50, dans les affections bénignes de l'ovaire, des seins et des poumons ;

– CA 125, dans la grossesse et l'endométriose.

Conclusion

L'intérêt de ces marqueurs tumoraux ne réside, nous l'avons vu, pas tant dans leur valeur diagnostique que dans la possibilité qu'ils permettent d'apprécier l'efficacité d'un traitement et d'évaluer un pronostic.

Mais ils ne présentent encore aucune spécificité.

Il s'agit, certes, d'une voie pleine d'avenir. Elle ne dispense pas encore, de nos jours, du recours aux données cliniques traditionnelles, ni aux divers examens paracliniques et anatomopathologiques classiques.

NUMÉRATION GLOBULAIRE ET FORMULE LEUCOCYTAIRE SANGUINES (NFS)

C'est l'examen le plus couramment prescrit.

Nous l'étudierons en fonction de la présentation habituelle des résultats, tels que les communiquent les laboratoires.

NUMÉRATION GLOBULAIRE

Elle est quantitative et intéresse les deux lignées blanche et rouge.

Lignée rouge

Valeurs physiologiques

Hématies : 4 à 5 000 000 par mm^3.

Hémoglobine * : 11,5 à 17,2 g/100 ml (7 à 10,7 mmol/l).

Hématocrite : 37 à 54 % (0,37 à 0,54).

Concentration corpusculaire moyenne en hémoglobine (CCMH) * : 32 à 36 g/100 ml (20 à 22,3 mmol/l).

Teneur corpusculaire moyenne en hémoglobine (TCMH) * : 27 à 32 pg.

Volume globulaire moyen (VGM) : 86 à 90 m^3.

Variations physiologiques

• Avant tout, *l'âge*. Le nourrisson naît avec un grand nombre d'hématies (2 500 000), ainsi qu'un taux d'hémoglobine supérieur à celui de l'adulte puisque dépassant 20 g/100 ml. Ces valeurs s'abaissent vers le 15e jour et décroissent jusqu'à l'âge de 4 ans. Elles remontent ensuite et se normalisent au moment de la puberté.

Le sujet âgé ne plafonne guère plus au-dessus de 4 000 000.

• *Le sexe féminin.* Lors des règles et des accouchements, il peut exister une certaine baisse du nombre des hématies et du taux d'hémoglobine. Mais toutes les autres constantes sont bonnes et le retour à la normale se fait rapidement.

• *Certaines conditions physiques.* L'altitude, le froid et les ions négatifs accroissent les deux taux d'hématies et d'hémoglobine. À l'inverse, on sait qu'il existe une « anémie physiologique » des citadins et des sujets qui vivent dans la pollution industrielle. D'où l'intérêt prophylactique des sports d'hiver et des bains de mer.

Variations pathologiques

Si le « grand public » ignore généralement les préjudices liés à un trop grand nombre d'hématies, tout le monde sait que leur chute est le signe biologique des anémies.

Quoi que l'on puisse en penser, c'est *le taux d'hémoglobine* qui conditionne les diverses entités morbides.

Nous étudierons donc d'abord les anémies, puis les polyglobulies en fonction de la baisse puis de l'élévation de son taux.

• Taux inférieur à la normale, c'est-à-dire :

– 13 g/100 ml (8 mmol/l) chez l'homme adulte ;

– 11,5 g/100 ml (7 mmol/l) chez la femme ;

– 10 g/100 ml (2 mmol/l) chez l'enfant de plus de 2 ans.

Il s'agit d'une *anémie* dite « *partielle* », qu'il convient de mieux définir par l'étude des hématies. La présence ou l'absence de formes jeunes, granulées ou encore nucléés (« réticulocytes »), témoigne de l'aptitude de la moelle osseuse à fabriquer de nouvelle hématies. La présence de ces réticulocytes est donc en faveur d'une *anémie régénérative* : la moelle n'est pas en cause.

Deux étiologies sont alors possibles :

– l'hémorragie aiguë récente, qui donne une anémie régénérative typique, avec réticulocytes en nombre supérieur à 150 000/mm^3 ;

– les anémies hémolytiques, liées à la destruction des hématies par des processus d'agression divers qu'il s'agira de spécifier. Pouvant apparaître brusquement ou, au contraire, de façon insidieuse, elles seront confirmées par l'élévation du taux d'un pigment d'origine biliaire, la bilirubine, à un taux supérieur à 10 mg/l (ou 17 mmol/l).

L'absence de réticulocytes, ou un taux inférieur à 100 000/mm^3, signe les *anémies non régénératives*. Une ponction et une étude de la moelle osseuse (« myélogramme ») sont alors indispensables pour effectuer le diagnostic.

Un myélogramme normal accompagne les petites anémies ferriprives secondaires à des saignements de faible quantité mais de longue durée. Un myélogramme normal peut aussi accompagner une carence en fer, en vitamine B12 (anémie de Biermer) ou en acide folique. Des examens complémentaires sont alors nécessaires pour qualifier ces anémies.

Un myélogramme appauvri peut accompagner de rares maladies constitutionnelles. Plus fréquemment, il traduit l'action d'agents viraux, toxiques ou tumoraux qu'il importe d'identifier.

Un myélogramme envahi par des cellules malignes ne peut que proclamer sa gravité et impose la biopsie médullaire osseuse pour préciser l'étiologie et le degré d'envahissement néoplasique.

• Taux supérieur à la normale

Il dénonce une *polyglobulie*. Ce syndrome est souvent latent cliniquement. Mais il peut présenter des tableaux bien banals. C'est le bilan hématologique qui fait le diagnostic en révélant :

– une augmentation des hématies qui dépassent 6 000 000/mm^3 ;

– un taux d'hémoglobine supérieur à 18 g% (ou 11 mmol/l) ;

– un hématocrite supérieur à 55 % chez l'homme et 50 % chez la femme ;

– un volume globulaire moyen supérieur à 90 μm^3.

Il existe un examen pathognomonique : *le volume globulaire total* :

– toujours supérieur à 30 ml par kilo de poids chez l'homme ;

– toujours supérieur à 23 ml par kilo de poids chez la femme.

Les polyglobulies se scindent en deux groupes :

– la polyglobulie primitive, ou maladie de Vaquez. On sait maintenant qu'elle résulte d'une anomalie génétique portant sur les précurseurs cellulaires des globules rouges. Les troubles proviennent surtout de l'hyperviscosité sanguine. La survenue d'une thrombose est d'ailleurs la cause principale de décès des sujets non traités ;

– les polyglobulies secondaires. Elles sont soit d'origine tumorale (surtout rénale), soit de tout autre agent morbide à l'origine d'une raréfaction de l'oxygène destiné aux tissus de l'organisme.

Là encore, il faudra préciser l'étiologie.

Lignée blanche

Valeur physiologique

Il existe 5 000 à 10 000 globules blancs (ou leucocytes) par millimètre cube de sang chez l'adulte.

Variations physiologiques

• *L'âge*

Le nouveau-né, à sa naissance, présente un nombre élevé de leucocytes : 18 000. Ce nombre augmente même le 2e jour (21 000), pour commencer à baisser lentement dès le 15e jour. Il se stabilise à 8 000 de 4 ans à l'âge de la puberté, où il se normalise alors.

Le sujet âgé voit ses leucocytes baisser de quelque 10 %.

• *Le sexe féminin*

Lors des règles et après la ménopause, il existe une chute de 10 à 20 %.

En revanche les accouchements voient augmenter les taux.

• Ajoutons trois autres variations un peu à part. Il s'agit :

– du *rythme nycthéméral*, qui, en réalité n'est que le reflet des habitudes et du mode alimentaire ;

– du *tabac* et *des alcools* qui font grimper les taux ;

– *certains médicaments* font augmenter les taux (adrénaline, cortisol, lithium). D'autres les font chuter (anticonvulsivants, chloramphénicol, phénylbutazone et salicylés).

Variations pathologiques

On doit qu'il y a *leucopénie* lorsque le nombre de leucocytes est inférieur à 4 000/mm^3.

La grande majorité de ces chutes est en rapport avec une diminution presque exclusive de la forme leucocytaire neutrophile. Nous les étudierons plus loin.

À l'inverse, on dit qu'il y a *hyperleucocytose* lorsque le nombre de globules blancs est supérieur à 13 000/mm^3.

Deux éventualités sont alors possibles, selon les spécificités morphologiques et biologiques des leucocytes :

– il existe une augmentation des polynucléaires. Il s'agit le plus souvent d'une infection, d'une inflammation ou d'une affection à symptomatologie bruyante ;

– il existe une augmentation des monocléaires. Il s'agit alors de la mise en route d'un processus immunitaire.

FORMULE LEUCOCYTAIRE

Elle est qualitative. Les leucocytes se différencient en deux grands groupes de morphologie et de qualités biologiques bien différents : les polynucléaires et les mononucléaires.

Polynucléaires ou granulocytes

Ce sont des globules blancs à protoplasme [1] granuleux assez abondant (d'où leur qualificatif de « granulocyte »). Ces granulations contiennent des agents biotiques spécifiques et se colorent de façon sélective.

Ce protoplasme est centré par un gros noyau irrégulier, multilobé ou segmenté. Il paraît multiple, ce qui explique le qualificatif de « polynucléaire ».

On en distingue trois classes : les neutrophiles, les éosinophiles et les basophiles.

• Les *neutrophiles* sont ainsi appelés car leurs granulations se colorent indifféremment par des réactifs acides ou basiques. Ce sont les plus nombreux : variant de 4 500 à 5 200/mm^3, leur pourcentage est de 60 à 70 % du nombre total de leucocytes.

Le sang se borne à les véhiculer. Leur destination est, en effet, tous les tissus agressés par tout agent infectieux ou inflammatoire (« chimiotactisme »). Ce sont les « poubelles » de notre organisme car ils phagocytent les intrus et les détruisent grâce aux produits que contiennent leurs granulations, les « lysosomes » ;

1. Substance vivante organisée, libre ou contenue dans une membrane.

• Les *éosinophiles* doivent leur qualificatif à leurs éléments figurés qui sont colorés par les réactifs acides et, plus particulièrement, l'éosine.

Ils représentent 1 à 3 % des leucocytes et leur nombre est compris entre 75 et 300/mm^3.

Ils sont également doués de chimiotactisme et de pouvoir phagocytaire, surtout dans le domaine parasitaire (helminthiase, amibiase, etc.). Ils possèdent en outre un rôle spécifique dans la genèse des phénomènes allergiques.

• Les *basophiles*, doivent leur appellation à leurs granulations qui sont colorées par des réactifs basiques. Ce sont les moins nombreux puisqu'ils ne représentent que 1 %, au maximum, du total des leucocytes, leur nombre étant compris entre 25 et 70. Ils participent également au processus allergique. Mais on les retrouve aussi dans tout un tas de syndromes morbides hétérogènes.

Mononucléaires

Caractérisés par des cellules à protoplasme basophile dépourvu de granulation et ne possédant qu'un seul noyau, on les divise aussi en trois classes : les grands mononucléaires, les moyens et les petites mononucléaires.

• Les grands mononucléaires, ou *monocytes*, sont les plus grands des globules blancs. Ils ne se trouvent qu'à titre transitoire dans le sang : 4 à 8 % du total leucocytaire, 300 à 600/mm^3. En effet, nés dans la moelle osseuse, ils gagnent rapidement les tissus où ils se transforment en *histiocytes*. On les nomme aussi « *macrophages* » car ils développent une intense activité phagocytaire immuno-dépendante au sein du système réticulo-endothélial.

• Les moyens mononucléaires. Ils ne sont que rarement mentionnés dans l'hémogramme.

• Les petits mononucléaires, ou *lymphocytes*, possèdent un gros noyau central, foncé et ovale, auréolé d'une étroite couronne cytoplasmique.

Leur nombre variant de 1 800 à 4 000/mm^3, ils représentent un taux de 25 à 30 % des leucocytes totaux.

On peut pratiquement les scinder en deux contingents :

– les *lymphocytes B*, cette lettre provenant de « Burso-équivalent ». Cette série fut en effet isolée chez les oiseaux, au niveau de leur « bourse de Fabricius ». Leur vie est généralement courte (4 ou 5 jours). Ce sont les vecteurs de notre immunité humorale puisqu'ils sont à l'origine de nos anticorps ;

– les *lymphocytes T* tirent leur lettre qualificative du thymus. Mais on pourrait tout aussi bien en faire le symbole de « Tueur ». Vivant 5 à

6 mois, ils sont le support de notre immunité cellulaire, détruisant implacablement tout élément antigénique qui ne possède pas les « signes de reconnaissance » exigés.

Tous ces caractères biologiques seront précisés dans la rubrique suivante.

SPÉCIFICATION LEUCOCYTAIRE

Nous entendons définir ci-après les modifications de la formule leucocytaire en fonction des syndromes cliniques qu'elles peuvent évoquer.

Deux grandes divisions sont à effectuer : les modifications quantitatives, que nous étudierons en premier ; et les qualitatives que nous verrons ensuite.

Modifications quantitatives

Polynucléaires neutrophiles

• L'augmentation du nombre des polynucléaires neutrophiles s'appelle *neutrocytose*. Elle existe quand le chiffre des neutrocytes dépasse 7 000/mm^3.

S'accompagnant généralement d'une hyperleucocytose, elle peut parfaitement être physiologique. Sujette à des variations nycthémérales, on peut la noter à la digestion, après un effort physique important et relativement long et, chez la femme, lors des menstruations et grossesses.

En pathologie, l'hyperleucocytose avec neutropénie est, en général, l'indice :

– d'un *processus infectieux et inflammatoire aigu*, en général suppuratif puisque le pus n'est que l'exsudat des produits de dégradation des agents et tissus agglutinés à des neutrocytes plus ou moins détériorés ;

– de problèmes rhumatismaux (polyarthrite rhumatoïde, rhumatisme articulaire aigu).

Elle peut également résulter :

– du tabagisme ;

– de certaines intoxications, éthylique ou médicamenteuse (anticonvulsivants, corticoïdes, Lithium, etc.) ;

– des syndromes plus ou moins hétérogènes, tels qu'infractus myocardique ou pulmonaire, pancréatite ou crises de goutte ;

– d'un certain nombre d'affections malignes.

• La diminution des polynucléaires neutrophiles s'appelle *neutropénie.* Ce diagnostic est porté lorsque le taux se trouve au-dessous de 1 800/mm^3.

Étant donné l'importance que revêt cette classe de leucocytes dans la lutte contre les processus infectieux et inflammatoires, on comprend l'inquiétude que puisse faire naître leur chute lors d'un bilan sanguin.

D'où l'intérêt pratique de l'échelle suivante :

– entre 1 800 et 800/mm^3, on parle de neutropénie modérée. Elle est physiologique chez les sujets de race noire. Chez les autres, il ne faut s'en préoccuper que si certains signes hématologiques ou cliniques sont associés à cette neutropénie ;

– entre 800 et 300/mm^3, il s'agit d'une neutropénie sévère. Le risque infectieux existe. Mais il dépend, lui aussi, de la présence de ces mêmes signes d'accompagnement ; si le malade est un alcoolique avec troubles de coagulation d'origine hépatique ; ou, surtout, si l'on note une augmentation du volume de la rate (« splénomégalie ») ;

– au-dessous de 300/mm^3, il y a *agranulocytose* et le risque infectieux, voire fatal, est très important. Une hospitalisation s'impose où, entre autres soins requis par l'urgence du tableau, une ponction osseuse et un myélogramme seront pratiqués. Actuellement des tests immunologiques sont mis au point afin de pouvoir rapidement contrôler la sensibilité du patient à certains agents toxiques ou, surtout, médicamenteux. Là se trouve bien souvent la cause déclenchante de l'agranulocytose.

En effet, parmi les étiologies de la déperdition des leucocytes neutrophiles, citons :

– de très nombreux remèdes qui, du fait de leur efficacité thérapeutique cytotoxique, possèdent un réel pouvoir neutropéniant (amidopyrine, anticonvulsivants, antibiotiques, immunodépresseurs et toutes les chimiothérapies anticancéreuses, sulfamides, phénylbutazone, etc.) ;

– certains produits chimiques (hydrocarbures) ;

– les irradiations ionisantes ;

– les maladies virales, d'une simple grippe aux formes les plus redoutables d'hépatites ;

– celles s'accompagnant de splénomégalie (cirrhoses, sarcoïdose, hémopathies malignes) ;

– certaines affections parasitaires (paludisme) ou bactériennes (tuberculose, typhoïde, brucellose) ;

– les envahissements néoplasiques ;

– de rares syndromes héréditaires (« agranulocytose génétique infantile ») ou familial (« neutropénie familiale »).

Polynucléaires éosinophiles

• La diminution du nombre de polynucléaires éosinophiles s'appelle *éosinopénie*. Elle est effective pour un chiffre au-dessous de 50/mm^3.

Elle s'observe au cours des infections aiguës, des suppurations importantes, l'état de choc traumatique et la crise d'éclampsie. Mais elle peut très bien survenir après administration de corticoïdes ou d'ACTH (« corticostimuline ») *.

• L'augmentation s'appelle *éosinophilie*. Elle

est manifeste pour un taux supérieur à 500 éléments par millimètre cube de sang.

Les deux grandes étiologies sont :

– *les affections allergiques*, d'une part, qu'il s'agisse de syndromes d'hypersensibilité tissulaire (urticaires, eczéma, rhinites et bronchites allergiques, asthme) ou médicamenteuse (pénicilline, iode, sulfamides, etc.) ;

– *les parasitoses* d'autre part. En Europe, les ascaris (sans oublier ceux des chiens !), les oxyures, tænias, etc. Dans les pays tropicaux, amibiase, bilharziose, filariose, etc.

Mais il peut également s'agir de syndromes hétérogènes :

– certains sont mal définis et « étiquetés » « connectivites » ou « collagénoses », telles la périartérite noueuse et la sclérodermie ;

– syndromes digestifs : maladie de Crohn, rectocolite ulcéro-hémorragique ;

– syndromes nerveux : les chorées ;

– syndromes cutanés : psoriasis, pemphigus, prurigo, etc. ;

– syndromes hémopathiques malins : maladie de Biermer, de Hodgkin.

Dans un certain nombre de cas, le diagnostic reste imprécis. Il faut alors penser à un dernier grand syndrome, appelé « syndrome hyperéosinophilique ». Malheureusement, il se solde bien souvent par l'apparition ultérieure d'atteintes cardiaque, neurologique ou viscérale.

Polynucléaires basophiles

• La diminution du nombre de polynucléaires basophiles dans le sang est appelée *basopénie.* Elle est très difficile à détecter compte tenu du très petit nombre d'éléments figurant dans le sang à l'état normal.

On sait cependant que, dans les infections aiguës, basophiles et éosinophiles disparaissent... pour réapparaître à l'amélioration des signes cliniques.

• L'augmentation est nommée *basophilie.* Elle est reconnue lorsque le chiffre de basophiles dépasse 150/mm^3.

On la trouve accompagnant des affections aussi disparates que certaines anémies hémolytiques chroniques, la maladie de Vaquez, les cancers du sein et du poumon, le diabète, la varicelle...

On pense que ces basophiles jouent également un rôle dans *les états allergiques.*

Comme on s'en rend compte, il n'existe aucune logique – dans l'état actuel de nos connaissances – entre les granulocytes et les syndromes cliniques qui dépendent de leurs variations.

Il va en être tout autrement avec les mononucléaires.

Monocytes

• La diminution du nombre de monocytes circulant dans le sang est appelée *monocytopénie*. Elle est manifeste lorsque le nombre de cellules tombe au-dessous de 200/mm^3.

Elle accompagne les aplasies médullaires osseuses puisqu'elles naissent de précurseurs cellulaires qui y demeurent.

• L'augmentation du nombre de monocytes est nommée *monocytose*. Elle existe lorsque leur nombre est supérieur à 200/mm^3. Support de l'immunodépendance réticulo-endothéliale, il est logique de trouver une telle élévation au cours de l'évolution et de la convalescence des maladies infectieuses. Il est également normal de la constater aussi lors de la guérison des agranulocytoses... puisqu'elles font partie des agranulocytes !

Lymphocytes

• La diminution du nombre de lymphocytes circulant dans le sang est appelée *lymphopénie*. Elle est reconnue lorsque la chute dépasse 1 500/mm^3 chez l'adulte et 3 000/mm^3 chez l'enfant.

Étant donné que le lymphocyte est le support de l'immunité, nous ne nous étonnons pas de la présence d'une lymphopénie grave dans les cas de *SIDA* et de toutes les affections relevant d'un *déficit immunitaire*.

Nous la retrouvons évidemment comme conséquence des *traitements immunodépresseurs* : corticothérapie, chimiothérapie et radiothérapie.

Notons qu'elle accompagne certaines maladies infectieuses aiguës (paludisme, tuberculose) survenant sur un terrain débilité ou temporairement affaibli.

On note, enfin, une lymphopénie dans :

– les maladies « dégénératives » que sont l'athérosclérose, l'hypertension et le diabète ;

– certains cancers ou leucémies qui affectent la lymphe.

• L'augmentation du nombre de lymphocytes dans le sang est appelée *lymphocytose*. Elle existe lorsque le nombre de lymphocytes dépasse 3 500/mm^3 chez l'adulte et 9 000/mm^3 chez l'enfant.

Il paraît évident de trouver une telle élévation dans toutes les *maladies infectieuses où le sujet réagit violemment, en « allergique »*.

Il est également logique d'en constater dans toutes les affections touchant... la lymphe, qu'il s'agisse d'une lymphocytose maligne (« leucémie lymphoïde ») ou non.

Une dernière donnée : j'ai remarqué un parallélisme étroit qui se manifeste entre une lymphocytose et le *sentiment de dépréciation* que le sujet a de lui-même, à tort ou à raison. J'en tiens toujours le plus grand compte dans mes diagnostics cliniques et, surtout, dans la prescription de certains remèdes.

Les inversions de formule

Alors que, dans un hémogramme normal, le nombre de polynucléaires neutrophiles est toujours supérieur à celui des lymphocytes (on peut dire approximativement qu'il les double), il est possible de découvrir une inversion de rapport, les lymphocytes augmentant, voire dépassant les neutrocytes.

Il ne faudrait pas croire que la prolifération des uns freine celle des autres. En réalité leur prolifération n'obéit pas aux mêmes règles ni aux mêmes facteurs. Elles ne sont donc pas coordonnées.

Il faut se souvenir qu'il peut s'agir de cas physiologiques :

– chez l'enfant qui, jusqu'à l'âge de 4-5 ans, présente une lymphocytose normale tant par activation du processus osseux, en général, que par mise en place des divers systèmes de protection immunologique ;

– chez le Noir adulte par freinage de la production neutropénique et ce, jusqu'à un taux assez bas avoisinant 800/mm^3 ;

– chez la femme en période menstruelle ou enceinte, où la neutropénie est liée le plus souvent au phénomène de marginalisation vasculaire : les leucocytes se plaquent contre les parois ou migrent hors des parois (« diapédèse ») des vaisseaux sanguins. Ce qui diminue leur quantité dans le sang circulant.

En pratique, il existe trois grandes causes de ces inversions de gravité et de pronostic très différents :

– certains états psychologiques d'anxiété et d'autodépréciation. Le sujet effectue un réel « rejet » de lui-même et déclenche une production accrue de lymphocytes ;

– l'exposition à des radiations ionisantes, accidentelles ou thérapeutiques ;

– le contact avec des produits réduisant ou tâchant même de supprimer la capacité de la moelle osseuse à produire les éléments figurés du sang.

Variations qualitatives

On peut, en certaines circonstances, trouver dans le sang des cellules atypiques ou des éléments cellulaires précurseurs d'une lignée leucocytaire (« cellules-souche »).

Deux volets doivent être définis : celui des variations non malignes, que nous étudierons en premier ; celui des leucémies, que nous verrons ensuite.

Variations non malignes

On y trouve, essentiellement, la *mononucléose infectieuse.*

Cette affection bénigne, engendrée par un virus du groupe herpès, se traduit par une fatigue intense, à la fois physique et intellectuelle.

Biologiquement, elle se définit par une hyperleucocytose avec hyperlymphocytose. Mais cette hyperlymphocytose est bizarre, car on assiste à un triple phénomène :

– l'élévation des lymphocytes B d'immunité humorale,

– l'élévation plus importante des lymphocytes T qui détruisent les lymphocytes B infectés par le virus,

– l'apparition de tous les intermédiaires entre lymphocytes adultes et leurs précurseurs (cellules-souche).

Le diagnostic était affirmé par la positivité du test pathognomonique de Paul-Bunnell-Davidson. Il existe actuellement d'autres procédés sérologiques spécifiques.

Variations malignes

Il s'agit des *leucémies* où l'on peut distinguer : des leucémies aiguës ou des leucémies chroniques.

• Le caractère majeur des leucémies aiguës est la triade :

– tableau clinique sombre, avec fièvre importante, prostration et syndrome hémorragique, avec grosse anémie ;

– une hyperleucocytose (60 à 80 000/mm^3) avec présence de très nombreuses cellules-souche ;

– une évolution mortelle en l'absence de traitement.

Il en existe deux formes :

– *la leucémie aiguë lymphoblastique*, plus fréquente chez l'enfant. Le traitement y assure les rémissions les plus longues et les guérisons les plus nombreuses ;

– la *leucémie aiguë non lymphoblastique*, surtout retrouvée chez l'adulte.

• Le caractère majeur des leucémies chroniques est la prolifération d'un seul type cellulaire. On y rencontre :

– la *leucémie lymphoïde chronique*, surtout chez l'homme après la cinquantaine. Définie par la production excessive de lymphocytes (surtout les B), elle se singularise par l'infiltration massive des ganglions lymphatiques ;

– la *leucémie myéloïde chronique*, surtout chez l'adulte jeune. Elle se manifeste par la triade asthénie-pâleur-fièvre. Le caractère clinique majeur est la présence d'un gros foie et d'une très grosse rate, puisqu'ils sont tous deux infiltrés par la prolifération de cellules-souche.

On ne peut pas évoquer les variations malignes sans mentionner la lymphogranulomatose maligne ou *maladie de Hodgkin.*

Survenant à tout âge, mais surtout chez l'adulte jeune, elle se caractérise cliniquement par la tuméfaction de tous les ganglions lymphatiques. L'augmentation splénique est la règle.

Du point de vue sanguin, c'est l'hyperéosinie sanguine qui domine. Elle est mortelle en absence de traitement.

En vue de l'établissement du traitement (et du pronostic), quatre stades déterminés en fonction du nombre de territoires ainsi que des organes non lymphoïdes atteints. Le stade I correspond à l'atteinte de un ou deux territoires : il comporte un excellent taux de guérison.

Toutes ces maladies qui ont longtemps fait l'objet d'un pronostic inexorable, bénéficient maintenant de thérapeutiques dont l'arsenal s'accroît toujours davantage. Ce qui permet d'envisager avec plus de sérénité l'avenir des sujets qui en sont atteints.

OSTÉOPOROSE

C'est la déminéralisation générale et progressive de la masse des tissus osseux. Quoique l'on puisse généralement en penser, il s'agit d'un processus naturel d'*ostéopénie* qui se manifeste en trois circonstances :

– chez l'adulte jeune qui voit croître son squelette en grandissant. La poussée somatique l'emporte alors sur l'ostéoformation. Certains chercheurs pensent que c'est durant cette période que se produisent en réalité des lésions qui s'objectiveront beaucoup plus tard sous le nom de maladie de Scheuermann, ou épiphysite vertébrale douloureuse de l'adolescence ;

– chez le sujet au sommet de sa vitalité. Vers 35-40 ans apparaît une perte osseuse à peu près constante. Elle perdurera toute sa vie ;

– beaucoup plus marquée chez la femme après la ménopause. Ce qui explique le tassement que nous connaissons tous avec l'âge, mais qui est beaucoup plus marqué chez le sexe féminin.

Il existe en effet une raréfaction de la trame protéique, surtout au niveau vertébral (« *ostéoporose trabéculaire* ») et au niveau des os longs comme le fémur (« *ostéoporose corticale* »), avec risque fracturaire au niveau du col.

Cette ostéopénie ne prend vraiment le nom d'*ostéoporose* que lorsque coexistent :

– une impotence articulaire et des douleurs de type mécanique au niveau dorsal et, surtout, lombaire ;

– une transparence radiologique de toutes les formations osseuses où les travées ressortent plus nettement que sur des clichés normaux ;

– un tassement vertébral passé plus ou moins inaperçu.

Le bilan biologique est généralement normal dans l'ostéoporose commune. Mais il faut toujours demander :

– un bilan phospho-calcique * et tous les examens susceptibles de déceler une plus redoutable ostéomalacie ;

– un bilan à visée rhumatismale à la recherche d'une polyarthrite concomitante ;

– une recherche glycémique et cétosique pour éliminer l'ostéoporose diabétique.

Deux examens revêtent ici un intérêt majeur :

– la technique biochimique du *dosage sanguin de l'ostéocalcium*, véritable marqueur * du remodelage osseux ;

– la technique radiologique de *tomodensitométrie osseuse* qui, par la mesure comparée de l'ossification du poignet (toujours bien ossifié) et des deux structures ostéopéniantes que sont les corps vertébraux lombaires et le col du fémur, mesure le coefficient d'atténuation du rayonnement.

De pratique courante, ils permettent la mise en œuvre d'un traitement préventif efficace.

ŒSTROGÈNES OU ESTROGÈNES

Ce sont des hormones sexuelles contrôlées par deux vecteurs hypophysaires (« gonadotrophines ») nommés LH et FSH, dont l'élaboration dépend des noyaux hypothalamiques.

Ces hormones, les phénosténols, peuvent être scindées en deux groupes : les œstrogènes dits forts et les œstrogènes faibles.

Les œstrogènes « forts »

Ils possèdent une action essentielle sur le muscle utérin. Sécrétés par l'ovaire, nous citerons :

• *L'œstradiol E2*, l'hormone de la femme en période d'activité génitale et dont le taux varie avec le cycle menstruel :

– phase « folliculinique », « folliculaire » ou, mieux, « préœstrale » : 50 à 100 ng/l (0,18 à 0,37 nmol/l) ;

– un « pic » préovulatoire : 150 à 400 ng/l (0,55 à 1,50 nmol/l) ;

– une phase « lutéale », « pronestinogène » ou mieux, « postœstrale » : 100 à 250 ng/l (0,37 à 0,90 nmol/l).

Ces taux augmentent fortement au cours de la grossesse (1 000 à 7 500 ng/l lors du 1er trimestre). Ils diminuent lors de la ménopause (10 à 20 ng/l).

Leur variation pathologique n'intéresse cependant pas seulement le sexe féminin. Les testicules de l'homme sécrètent en effet cette hormone à un taux qui se situe à 40 ng/l (0,15 nmol/l). Toute élévation témoigne d'une hyperactivité hormonale et fait craindre l'existence de tumeurs ovariennes ou testiculaires. Toute chute signe l'arrêt des règles (« aménorrhée ») ou l'atrophie testiculaire, c'est-à-dire la ménopause ou l'andropause.

• *L'œstrone E1* est l'hormone de la femme ménopausée. Elle augmente avec l'âge, mais aussi avec l'obésité. Son taux varie de 20 à 150 ng/l.

Son dosage est nécessaire dans la surveillance de l'hormono-dépendance d'un cancer génital féminin.

Les œstrogènes « faibles »

Ils agissent surtout sur l'épithélium vaginal. Nous ne retiendrons ici que l'*œstriol E3* parce qu'elle est l'hormone de la grossesse. Située entre 8 et 10 ng/l chez la femme « normale », elle s'élève avec la gestation, atteignant :

– 4 340 à 8 700 ng/l de la 13e à la 16e semaine de grossesse ;

– 7 440 à 12 700 ng/l de la 21e à la 24e semaine de grossesse ;

– 10 000 à 29 735 ng/l de la 29e à la 32e semaine de grossesse ;

– 15 700 à 25 300 ng/l de la 36e à la 40e semaine de grossesse.

Son dosage reflète toutes les anomalies qui peuvent alors survenir.

PH SANGUIN

Il exprime l'acidité du sang en fonction de la concentration des ions d'hydrogènes (H+). C'est le logarithme de la concentration en ions H.

Les mécanismes tampons

En dépit des variations d'acidité et d'alcalinité que notre métabolisme et nos apports nutritionnels suscitent, notre pH sanguin varie dans des limites très étroites, bien qu'il y ait une légère différence entre le sang artériel et veineux.

Les taux physiologiques varient :

– pour le sang artériel de 7,38 à 7,42 (moyenne : 7,40) ;

– pour le sang veineux de 7,36 à 7,40 (moyenne : 7,38).

Cette constance relève des mécanismes régulateurs sanguin, respiratoire et hormonal qui potentialisent leurs actions.

Il existe au niveau sanguin deux systèmes dits *« systèmes tampons »* qui agissent synergiquement :

– le premier est le plus important. Il est constitué, au sein du plasma, par les sels alcalins dont la masse constitue la réserve alcaline * qui joue le rôle essentiel dans le maintien à un taux fixe de l'alcalinité sanguine. Il s'agit en l'occurrence d'un ensemble dont la racine est le CO_2 formé dans les tissus et que le plasma véhicule. Il est à l'origine des deux acteurs qui sont, d'une part, le bicarbonate de sodium (CO_3NaH), base forte, et, d'autre part, l'acide carbonique CO_3H_2, acide faible. Ce système tampon se combine à tout acide fort qui pénètre l'organisme. Il forme avec lui un sel de sodium et lui substitue l'acide faible libéré par la réaction ;

– le second système tampon se trouve à l'intérieur du globule rouge. Le couple est formé de l'hémoglobine Hb et de l'oxyhémoglobine $Hb\text{-}O_2$.

Au niveau respiratoire, les poumons influencent directement le rapport bicarbonate/acide carbonique par l'amplitude et la fréquence des mouvements respiratoires. Toute diminution (« bradypnée ») est facteur d'acidose. Au contraire, toute accélération (« hyperpnée ») est facteur d'alcalose. C'est elle qui, si le mécanisme de substances tampons est débordé, crée la crise de spasmophilie *.

Au niveau humoral, c'est le rein qui, grâce au phosphore * (système tampon phosphates bibasiques/phosphates monobasiques), agit sur l'excrétion des phosphates et d'acides faibles pour réguler notre milieu intérieur. C'est la raison des variations du taux du pH urinaire.

Alcalose

Lorsque les mécanismes tampons sont débordés, on dit qu'il y a *alcalose* quand le pH sanguin est supérieur à 7,7 qui est la *limite vitale supérieure.*

Il existe deux types de décompensation alcaline : l'alcalose « métabolique » décompensée et l'alcalose respiratoire décompensée.

• L'*alcalose « métabolique » décompensée* peut être secondaire à :

– une administration excessive de bicarbonates ;

– une perte importante de chlore par vomissements prolongés ;

– une déplétion [1] potassique par vomissements ou diarrhée profus ;

– des soins iatrogènes tels aspiration gastrique continue (perte d'acide chlorhydrique) ou abus de diurétiques (déplétion potassique).

• L'*alcalose respiratoire décompensée* peut dépendre :

– d'une hyperventilation liée à certaines pneumopathies, lésions cérébrales ou fièvre élevée ;

– du mal des montagnes ou de la maladie des aviateurs (« hypocapnie ») ;

– de l'intoxication salicylée (aspirine, etc.).

Acidose

On parle d'*acidose* lorsque le pH sanguin

1. Diminution de la quantité de liquide.

s'abaisse vers 7, qui est la *limite vitale inférieure.*

Là aussi existent deux types de décompensation : l'acidose métabolique décompensée et l'acidose respiratoire décompensée.

• L'*acidose métabolique décompensée* provient :

– d'une perte excessive de bicarbonate au cours d'affections rénales (« tubulopathies ») ou digestives (diarrhées profuses) ;

– d'un jeûne prolongé ;

– d'une acidocétose et d'une acidose lactique diabétique ;

– d'états de choc, d'un infarctus du myocarde ;

– d'insuffisances rénales.

• L'*acidose respiratoire décompensée* provient :

– d'une hypoventilation pulmonaire liée à emphysème, fibrose pulmonaire, pneumopathies graves, dilatation des bronches, défaillance cardiaque droite (œdème aigu du poumon), asphyxie par paralysie des muscles respiratoires ;

– d'anesthésies générales ;

– d'une dépression médicamenteuse du centre respiratoire bulbaire par barbituriques, morphine, etc.

La mesure répétée du pH sanguin est donc importante devant de nombreux syndromes... ou pour surveiller d'éventuelles aggravations médicamenteuses.

PHOSPHATASES SÉRIQUES

Ce sont des enzymes qui hydrolysent les phosphatases organiques pour libérer les phosphatases non organiques qui, elles, sont insolubles.

Elles existent dans tous les tissus de l'organisme mais surtout dans les os. Elles jouent en effet un rôle important dans la minéralisation de notre squelette.

Deux types présentent un intérêt biologique particulier : les phosphatases acides sériques et les phosphatases alcalines sériques.

Les phosphatases acides sériques (PAS)

On les nomme ainsi car leur optimum d'action se situe en milieu acide, entre pH 4,9 et 5,2.

Leur activité sérique correspond à l'existence, pour une même enzyme, de plusieurs formes différenciées pour leur structure moléculaire.

Phosphatases acides prostatiques (PAP)

Parmi toutes celles qui peuvent exister, celles-ci nous intéressent plus particulièrement. Leur concentration est en effet mille fois plus importante que dans les autres organes.

Il en existe plusieurs dosages. Retenons ici, comme taux physiologique :

– inférieur à 4 µg/l (méthode radio-immunologique RIA) ;

– ou à 2 µg/l (méthode immuno-enzymatique ELISA).

Chaque laboratoire peut en utiliser d'autres. D'où le report obligatoire aux normes qu'il donne.

Leurs variations pathologiques

L'élévation de ces PAP dans le *cancer de la prostate avec métastases* justifie le titre de « marqueur prostatique » * qu'on lui a attribué.

Cependant, pas plus que dans les autres marqueurs tumoraux, dont le fameux *Prostat Specific Antigen* (PSA) *, le PAP n'est spécifique de l'état cancéreux. On retrouve en effet son augmentation dans :

– l'hypertrophie prostatique bénigne ;
– la maladie de Paget ;
– l'hyperparathyroïdie (voir Calcium *).

Ajoutons que l'élévation de leurs taux se retrouve dans les métastases d'autres formes de cancer, surtout celui du sein.

Les phosphatases alcalines sériques (PAL)

On les nomme ainsi parce que leur optimum d'action se situe en milieu alcalin, entre pH 8,6 et 9.

Elles sont synthétisées par de nombreux tissus. Le foie les élimine. Leurs variations les plus fortes se situent au niveau osseux, surtout lorsqu'il s'y manifeste une activité ostéoblastique [1] de formation des trames osseuses.

On note donc leur élévation physiologique au cours de la croissance, de la grossesse, comme après tout effort physique longuement entretenu. Leur augmentation se retrouvera, bien sûr, au cours de toutes les maladies osseuses et de toutes les atteintes hépatiques.

Leurs variations normales

Il existe, ici aussi, de nombreuses méthodes de dosage. J'indique seulement les variations physiologiques obtenues par méthode spectrophotométrique : entre 30 et 90 U/l.

Chaque laboratoire peut parfaitement en employer d'autres. Il faudra alors s'y référer.

Leurs variations pathologiques

L'élévation des PAL se retrouve dans :

– les affections osseuses où l'activité ostéoblastique est importante, c'est-à-dire maladie de Paget, cancers osseux (« sarcomes ») et métastases osseuses, myélomes... mais également fractures en cours de consolidation ;

1. L'ostéoblaste est une forme jeune de cellule qui, au cours de l'ossification, produit l'osséine.

– les affections hépato-biliaires, comme les cirrhoses, les abcès hépatiques (amibiase ; kystes hydatiques), les cancers hépatiques primitifs et secondaires ;

– après ingestion de médicaments toxiques pour le foie.

Il existe, en revanche, une chute des PAL en cas d'insuffisance de calcification (rachitisme), de scorbut ou d'anémies importantes.

On la retrouve aussi en mode iatrogène, après traitement amaigrissant par les clofibrates, mais également après la prise d'œstroprogestatifs ou de contraceptifs oraux.

PHOSPHORE

Entrant dans la composition de nombreuses substances biologiques dont, surtout, les os (90 % de la localisation somatique), le phosphore, grâce aux reins, participe à la régulation du pH sanguin *.

La *phosphatémie* ne représente guère que le tiers du phosphore contenu dans le sang. Elle ne dose en effet que les éléments phosphorés du plasma, sans tenir compte des formes estérifiées qui se trouvent encloses dans les globules rouges.

La phosphatémie donc, ou taux des éléments

phosphorés circulant dans le plasma, dépend principalement de l'apport alimentaire et des variations de l'ostéoporose physiologique *. Mais elle relève aussi de trois autres facteurs :

– son absorption intestinale qu'accroît la vitamine D ;

– sa réabsorption au niveau des tubulures rénales ;

– son élimination fécale et urinaire, activée par l'hormone parathyroïdienne.

Son taux physiologique oscille entre 0,030 et 0,040 g/l (0,96 et 1,3 mmol/l).

Ses variations physiologiques

Son taux sérique dépend essentiellement :

– de *l'âge,* car la phosphatémie est plus élevée chez le jeune enfant. Elle ne se normalise qu'à la puberté. Puis elle diminue de façon progressive avec les années ;

– du *sexe*, car il existe chez la femme une chute vers les 30-40 ans. Puis une remontée s'effectue, précédant une nouvelle chute vers les 70 ans ;

– du *nycthémère* : il est maximal la nuit et son taux minimal a lieu entre 9 et 10 heures du matin ;

– du *poids* : les phosphates sanguins sont abaissés chez l'obèse ;

– de *l'alimentation.*

Ses variations pathologiques

• L'augmentation de la phosphatémie se retrouve :

– lorsque son absorption intestinale est accrue, c'est-à-dire lors de l'hypervitaminose D, dont on ne se méfie pas assez ;

– lorsque son élimination est freinée, ce qui se rencontre dans l'hypoparathyroïdie, la tétanie, quelquefois la spasmophilie *, ainsi que toutes les insuffisances rénales ;

– lorsqu'il existe un trouble engendré par l'augmentation des phosphatases alcalines * : maladie de Paget, certaines tumeurs osseuses... mais aussi les fractures en voie de consolidation ;

– enfin, après intoxication iatrogène non seulement par la vitamine D, mais aussi par les ß-bloquants et les stéroïdes anabolisants.

• La diminution est liée aux causes opposées, à savoir :

– la carence en vitamine D, un régime phospho-calcique déséquilibré, le rachitisme vitamino-résistant et tous les retards de croissance ;

– lorsque son élimination fécale et urinaire est accrue, c'est-à-dire lors des hyperparathyroïdies ou la maladie de Recklinghausen ;

– une réabsorption tubulaire accrue (« acidose tubulaire rénale ») ;

– une diminution des phosphatases alcalines (affections hépato-biliaires) ;

– l'intoxication iatrogène par corticoïdes, œstrogènes contraceptifs, et, surtout, le danger des amaigrissements non contrôlés par hypolipidémiants et diurétiques.

PLAQUETTES ET COAGULATION SANGUINE

Les plaquettes sanguines, ou *thrombocytes*, sont de petits éléments figurés du sang qui se présentent sous la forme de bâtonnets fuselés puis, très vite, sous celle de disques. Elles sont fabriquées dans la moelle osseuse, par fragmentation de cellules géantes, les mégacaryocytes. Elles passent dans le sang circulant où leur durée de vie est de 8 à 10 jours.

Les thrombocytes jouent un rôle important dans :

– la protection des parois vasculaires (« endothélium »), car elles adhèrent aux fibres de collagène qui en renforcent la solidité ;

– le phénomène inflammatoire, car elles augmentent la perméabilité capillaire, qui permet une meilleure résorption de la vaso-dilatation induite ;

– l'*hémostase* *, où elles jouent un rôle particulièrement important.

Leur nombre varie de 200 000 à 400 000 par mm^3 de sang.

Le volume plaquettaire normal est de 8,2 +/- 1,9 mm^3.

Variations physiologiques

Elles sont peu importantes.

Une chute se voit chez le nourrisson pendant sa première semaine de vie. Une lègère baisse se manifeste après les repas.

Variations pathologiques

Elles sont inquiétantes car *elles mettent en cause la coagulation sanguine.*

• La dimunition des plaquettes est appelée hypoplaquettose ou, mieux, *thrombopénie.*

Le diagnostic est toujours évoqué devant tout syndrome hémorragique, qu'il soit cutané (purpura, pétéchie ou ecchymose), muqueux (épistaxis, génito-urinaire, digestif, rénal) ou neurologique (méningé).

On parle de thrombopénie lorsque les chiffres de plaquettes sont inférieurs à 150 000/mm^3.

Certaines thrombopénies sont constitutionnelles ou acquises. Mais on préfère, cliniquement, les scinder en centrales et périphériques :

– Les *thrombopénies centrales* peuvent succéder à une carence ou une insuffisance de production de mégacaryocytes dans la moelle osseuse. Et l'on peut alors être en présence :

• d'aplasie médullaire d'origine chimique (benzol), ionisante ou médicamenteuse (chimiothérapie anticancéreuse, certains analgésiques, le chloramphénicol, etc.) ;
• de leucémie aiguë ;
• de métastases osseuses.

– Les *thrombopénies périphériques* peuvent relever de troubles métaboliques constitutionnels, être secondaires à certaines anémies, surtout, induites par la consommation massive ou régulière d'alcool.

• L'augmentation des plaquettes est appelée hyperplaquettose ou, mieux, *thrombocytose*. Elle se produit pour un nombre supérieur à 500 000/mm^3.

Elle peut rester longtemps muette jusqu'à l'apparition d'un syndrome neurologique ou embolique brutal.

On peut classer les thrombocytoses en primitives et secondaires :

– les primitives dénoncent une hyperproduction au niveau de la moelle osseuse. On y range :
• des thrombocytoses graves qui apparaissent, sans étiologie précise, chez les sujets âgés de 50 à 70 ans ;
• les syndromes myéloprolifératifs (leucémie myéloïde, maladie de Vaquez, etc.) ;

– les secondaires, les plus nombreuses, surviennent après :
• toutes ablations de la rate ;

• toutes anémies et carences martiales ;

• toutes maladies infectieuses et inflammatoires chroniques ;

• certaines néoplasies respiratoires, rénales et/ou digestives ;

• traumatismes graves, brûlures étendues ;

• corticoïdes et contraceptifs oraux pris de façon prolongée.

Anomalies de la fonction plaquettaire

Dans un certain nombre d'affections, le nombre de thrombocytes est normal. Mais ils se montrent incapables de former un clou hémorragique * de bonne qualité. La raison en est l'altération de la qualité plaquettaire. On parle de *thrombopathies*.

Souvent latentes, les thrombopathies relèvent de deux types :

– constitutionnelles et héréditaires. Elles sont dues soit à un défaut d'adhésivité, soit à un défaut d'agrégabilité des plaquettes le long des parois vasculaires ;

– acquises. Elles relèvent bien trop souvent de remèdes qui modifient, à la longue, la fonction plaquettaire. Il peut s'agir d'antihistaminiques, d'anesthésiques ou d'anti-inflammatoires.

POTASSIUM (K)

C'est l'élément ionique intracellulaire le plus important. Il joue un rôle majeur dans *l'excitabilité neuro-musculaire* et, notamment, cardiaque. D'où l'intérêt de son dosage dans le sérum sanguin, ou *kaliémie*, dont la valeur moyenne est de 0,150 à 0,210 g/l (3,8 à 5,4 mmol/l).

Variations physiologiques

Elles sont minimes. Notons simplement qu'il existe une augmentation de la kaliémie après l'activité musculaire, ainsi qu'une diminution après les repas.

Variations pathologiques

• L'augmentation de la kaliémie, ou *hyperkaliémie*, peut se traduire par des signes cliniques majeurs psychiques (asthénie irritable), nerveux (abolition des réflexes ostéo-tendineux) et, surtout, *cardiaques* (bradycardie et même fibrillation ventriculaire avec arrêt cardiaque).

Il existe deux grandes causes d'hyperkaliémie :

– la rétention potassique par

- insuffisance rénale grave ;
- insuffisance surrénalienne (Addison) ;
- chute de la production d'aldostérone par la

corticosurrénale (elle règle les échanges rénaux entre sodium et potassium) ;

– le passage du potassium des liquides intracellulaires dans le plasma, qui peut caractériser :

• un syndrome hémolytique majeur ;

• une destruction tissulaire importante par traumatisme grave, brûlures étendues ou écrasement musculaire ;

• un choc anaphylactique.

• La dimunition de la kaliémie est nommée *hypokaliémie*. Elle peut être longtemps muette et ne se révéler que tardivement par un syndrome d'asthénie physique et psychique intense, des parésies, voire des paralysies flasques et des troubles vasculaires avec modifications électrocardiographiques spécifiques.

Il en existe trois types :

– par perte digestive de potassium :

• vomissements ou diarrhées profuses,

• malabsorption ou sténoses digestives,

• *abus de laxatifs*, une cause bien fréquente ;

– par fuite de potassium urinaire :

• pyélonéphrites chroniques,

• *diurétiques* ;

– par transfert du potassium extracellulaire au liquide intracellulaire :

• toutes les *alcaloses*,

• certaines intoxications par les narcotiques, la nicotine et la *réglisse*,

• les traitements par testostérone, corticoïdes, etc.

PROTÉINES

Ce sont de grosses molécules formées d'acides aminés qui, par leurs positionnements différents, spécifient chaque protéine. De leur structure dépendent des fonctions biologiques particulières. Les plus importantes sont *enzymatiques*.

L'étude des protéines totales contenues dans le sérum se nomme protéinémie ou, mieux, *protidémie*. Elle varie, chez l'adulte normal entre 60 et 80 g/l (15 à 19 mEq/l).

Variations physiologiques

Trois facteurs sont ici concernés :

– *l'âge*. Le prématuré présente un taux bas, qui varie entre 40 et 60 g/l. Le nouveau-né est, lui, entre 45 et 65 g/l. Ce taux remonte dans l'enfance pour se stabiliser dans l'adolescence ;

– *la grossesse*, où la protidémie chute ;

– *l'exercice physique* et *les repas* voient, au contraire, le taux augmenter.

Variations pathologiques

• L'augmentation du taux des protéines se nomme *hyperprotidémie*. Elle entraîne toujours avec elle une *importante augmentation de la vitesse de sédimentation* *.

La cause la plus commune est l'hémoconcentration, soit par privation liquidienne, soit par perte humorale (coup de chaleur, diarrhées profuses, vomissements abondants).

Mais il existe de vrais syndromes d'hyperprotidémie. Par exemple :

– le myélome multiple, ou maladie de Kahler ;

– l'hypertension artérielle ;

– les maladies auto-immunes ;

– certains états infectieux chroniques ;

– certains médicaments (androgènes et stéroïdes anabolisants, insuline, etc.).

• La chute des protéines sériques s'appelle *hypoprotidémie*. Elle s'accompagne d'*œdèmes* si l'albumine est inférieure à 30 g/l.

La plus commune est l'hémodilution par surcharge hydrique volontaire (ou par réhydratation mal contrôlée).

Parmi les hypoprotidémies vraies, on peut relever :

– la malnutrition (défaut d'apport) ;

– la malabsorption (maladie cœliaque ou suites de résection gastrique) ;

– la déperdition protéinique (néphropathies, brûlures étendues, état de choc, hémorragies) ;

– l'insuffisance hépatique (cirrhoses, hépatites) ;

– l'intoxication par la benzine et la tétrachlorure de carbone ;

– l'usage abusif d'œstroprogestatifs, de contraceptifs oraux et d'anticonvulsivants).

L'électrophorèse des protéines sériques : le protéinogramme

L'électrophorèse permet de séparer en plusieurs fractions les diverses protéines sériques. En présence d'une solution tampon d'un pH déterminé *, chaque protéine, sous l'influence d'un champ magnétique, s'ionise et se déplace à des vitesses différentes selon leur taille, leur forme et la charge électrique de leurs molécules.

Effectuée sur papier, elle permet de doser les différentes lipoprotéines par des colorants (« chromato-électrolyse »)... On obtient ainsi une courbe déformée par quatre pics qui correspondent, chacun, aux fractions protéiniques isolées et dont la surface est proportionnelle au taux de ces fractions protéiniques.

Cette technique présente un intérêt certain d'*orientation biologique et clinique.*

• Le premier pic, le plus élevé et le plus étendu, correspond aux *albumines.* Elles représentent plus de la moitié des protéines sériques. Normalement présentes au taux variant de 32 à 50 g/l, leur augmentation ne possède aucune valeur pathologique. En revanche, leur diminution va de pair avec :

– un défaut d'apport, une mauvaise absorption digestive ou une affection hépatique ;

– une exagération du métabolisme par brûlures étendues, traumatismes graves, toxicoses, cancers évolués ;

– une perte de sérum par état de choc, hémorragies profuses ou syndrome néphrotique.

• Le second pic, le plus petit, correspond aux *globulines*. Les immunologistes les scindent en α 1 et α 2.

– Les α 1 sont normalement présentes au taux de 1 à 4 g/l.

Leur augmentation se voit dans :

• les lésions tissulaires ;
• les infections aiguës ou chroniques ;
• les néphropathies ;
• les collagénoses.

Leur diminution signale une atteinte hépatique ou rénale ;

– les α 2 sont présentes au taux de 6 à 10 g/l.

Leur augmentation accompagne toutes les pathologies retrouvées sous l'égide des α 1, avec, de surcroît, les affections malignes et les sarcoïdoses.

• Le troisième pic correspond aux *ß globulines*. Leur taux normal varie de 6 à 13 g/l.

Leur élévation se retrouve en cas de :

– troubles du métabolisme lipidique (hyperlipidémie et hypercholestérolémies essentielles) ;

– affections hépatiques et rénales.

• Le quatrième et dernier pic est celui des γ *globulines*. Leur taux normal varie de 7 à 15 g/l.

Ces γ globulines forment un groupe très hétérogène constitué par cinq groupes d'*immunoglobulines* (IgG, IgA, IgM, IgD, et IgE) qui sont les *supports de l'activité des anticorps.*

Chez le nouveau-né, ce sont les γ globulines maternelles qui les protègent avant qu'il ne fabrique lui-même ses anticorps spécifiques. De toute façon, le taux des γ globulines est toujours plus faible chez l'enfant que chez l'adulte. Elles montent pendant la grossesse. Elles baissent chez le sujet âgé. Comme on peut s'en douter, il existe une nette diminution de leur taux chez le prématuré.

Du point de vue pathologique :

– une chute signe les hypo – ou les agammaglobulinémies acquises (Bruton) ou secondaires (leucémie lymphoïde chronique ou nécrose hépatique aiguë) ;

– leur augmentation accompagne les maladies infectieuses et, surtout, parasitaires, ainsi que les maladies auto-immunes.

Immuno-électrophorèse

Il s'agit d'un procédé de séparation et d'études

qualitatives des protéines sériques. On pratique une électrophorèse classique, puis on fait diffuser, perpendiculairement à la ligne de migration des protéines, un sérum préparé pour réagir électivement avec elles. Lorsque les anticorps de ce sérum rencontrent les antigènes spécifiques, il se forme un précipité révélateur (« arcs d'immunoprécipitation »).

On peut ainsi définir les diverses composantes de chacun des quatre pics. On a pu isoler et étudier de cette façon certaines fractions parmi lesquelles nous pouvons citer :

– l'*α 1 - antitrypsine*, pour évaluer les syndromes inflammatoires et infectieux ;

– l'*α 1 - glycoprotéine* acide, pour préciser l'étiologie de certaines affections rénales ou hépatiques ;

– *le fibrinogène* * pour l'étude des phases inflammatoires aiguës et des risques hémostatiques encourus ;

– *la transferrine,* ou *sidérophyline*, qui fixe le fer et le transporte. On l'utilise pour étudier les variations de son taux dans le sérum (« sidérémie »).

Signalons enfin que l'on peut, par des *« profils protéiques »* observer les variations corrélées de plusieurs protéines et, par leur intermédiaire, mieux comprendre certains aspects de certains syndromes inflammatoires rhumatismaux.

RÉSERVE ALCALINE OU BICARBONATES PLASMATIQUES OU CO^2 TOTAL PLASMATIQUE

La réserve alcaline est la somme des sels alcalins dissous dans le sang et capables de *maintenir fixe l'équilibre acido-basique de notre milieu intérieur* (voir pH *) :

– abaissé chez le nouveau-né et chez le jeune enfant ;

– physiologiquement un peu plus bas chez la femme, son taux oscille de 22 à 29 mEq/l (22 à 29 nmol/l).

Cette réserve alcaline augmente :

– en cas d'acidose respiratoire par hypoventilation, qu'il s'agisse d'emphysème, d'asphyxie, d'anesthésies, etc. ;

– en cas d'alcalose métabolique par déplétion potassique * (diarrhée), chlorée (vomissements) ou ingestion bicarbonatée excessive.

Elle diminue :

– en cas d'alcalose respiratoire par hyperventilation pulmonaire. C'est l'entrée en décompensation des spasmophiles ;

– ou en cas d'acidose métabolique (diabète, affection rénale, diarrhée profuse, jeûne prolongé, etc.).

SIDA voir *SYNDROME D'IMMUNODÉFICIENCE ACQUISE*

SODIUM (Na)

C'est l'élément ionique le plus important du secteur extracellulaire de notre eau somatique. Son taux plasmatique est nommé *natrémie*.

Les apports sont effectués par le sodium alimentaire : il est donc des plus variables. Son élimination se fait par la transpiration, les matières fécales, mais surtout par voie urinaire. Les reins ajustent en effet l'excrétion en stricte fonction des apports : chez le sujet normal, entrées et sorties sodées sont équivalentes et le bilan est équilibré.

Son taux normal est 3,15 à 3,47 g/l (137 à 140 mmol/l).

Il n'existe d'élévation physiologique que chez l'athlète soumis à un effort musculaire important. Elle est d'ailleurs fugace.

Variations pathologiques

L'augmentation du taux plasmatique de sodium s'appelle l'*hypernatrémie*. Elle s'accompagne toujours d'une sensation de *soif*. Cliniquement coexistent des signes de déshydratation tant intra- qu'extracellulaires.

Cinq facteurs peuvent en expliquer la manifestation :

– l'insuffisance d'apport hydrique, soit volontaire, soit pathologique (« adipsie »), soit accidentelle (erreur de réanimation) ;

– les pertes d'eau qui peuvent être d'origine rénale (diabète insipide) ou extrarénale (diarrhées profuses, vomissements incoercibles, sudation importante, coup de chaleur) ;

– la surcharge en sodium (aldostéronisme primaire ou syndrome de Conn ; erreur de réanimation) ;

– par traumatisme crânien grave ;

– par médicaments (corticoïdes et ACTH * mais aussi contraceptifs oraux, androgènes et œstrogènes, diurétiques, etc.).

La diminution du taux de sodium est nommée *hyponatrémie*.

Cliniquement relativement bien tolérée lorsqu'elle est de constitution lente et progressive, sa déplétion rapide et brutale déclenche, au contraire, des signes neurologiques graves (céphalées, troubles de la vigilance, voire coma entrecoupé de crises convulsives) qui font nommer *« encéphalopathie hyponatrémique »* ce qu'il faut bien appeler « réelle intoxication aqueuse ».

Il existe deux types étiologiques d'hyponatrémie : les hyponatrémies « vraies » et les « fausses ».

• Les hyponatrémies « vraies » sont liées à une perte de sodium authentique. Elles peuvent succéder à :

– des régimes désodés trop stricts ;

– des déperditions cutanées (sudation abondante sans compensation sodique) ;

– des affections rénales (insuffisance rénale ou corticosurrénale, acidose métabolique, abus de salidiurétiques, etc.).

• Les hyponatrémies « fausses » sont dues à une dilution hydrique. Ce peuvent être :

– des apports excessifs par impulsions psychiatriques (« dipsomanie »), dérèglement central (soif excessive ou « polydipsie »), ou erreur de réanimation ;

– une rétention d'eau par insuffisance cardiaque ou rénale (œdèmes), hypophysaire ou thyroïdienne, voire hépatique dans la cirrhose ascitique ;

– enfin, les troubles iatrogènes médicamenteux (diurétiques, clofibrates, captopril, etc.).

SPASMOPHILIE

Il s'agit d'un syndrome très mal défini du point de vue biologique, mais qui forme une entité clinique de plus en plus fréquemment évoquée.

Elle se caractérise par la triade :

– *asthénie paradoxale* : le sujet se réveille d'autant plus fatigué qu'il a dormi plus longtemps. Il est toujours mieux le soir que le matin. Une sieste est, pour lui, un élément d'abrutissement et de fatigue supplémentaire ;

– une *hyperexcitabilité neuromusculaire* semblable à celle de la tétanie, avec

• signe de Chvostek (ou du facial) : contraction rapide de l'hémiface par percussion de la joue ;

• spasmes viscéraux divers (qui ont contribué à l'appellation du syndrome);

• possibilité de contractures musculaires spasmodiques confirmées par la positivité d'un électromyogramme ;

– mais *bilan biologique normal*, surtout du point de vue calcémique. Il peut en effet exister quelques petites modifications du magnésium et (ou) du phosphore plasmatiques.

On pourrait évoquer l'hypothèse d'une *hypersensibilité individuelle du cerveau à l'oxygène*. On sait en effet que notre encéphale est insensible aux modifications neurovégétatives du système sympathique. Son système activateur est le gaz carbonique. Son système freinateur, spasmogène, est l'oxygène. Cette hypothèse, non seulement expliquerait la triade clinique pathognomonique, mais justifierait également :

– l'aggravation des symptômes lors de l'exagération de l'amplitude et du rythme respiratoires (hyperpnée) lors de stress, de changement d'altitude, de claustrophobie ;

– leur amélioration progressive par inhalation de l'air contenu dans un sac placé devant la bouche et le nez (teneur en CO_2 graduellement enrichie).

Il faut cependant surveiller et, le cas échéant, équilibrer :

– une *hypomagnésémie* *, taux normal de 0,012 g/l (0,50 mmol/l) ;

– une *hypokaliémie* *, taux normal de 0,12 g/l (3 mmol/l) ;

– voire une *hypophosphatémie* *, taux normal 0,030 g/l (0,96 mmol/l).

Un relaxant central est bien souvent impératif le soir, au coucher.

SURRÉNALES

Ces glandes à sécrétion interne tirent leur nom de leur localisation anatomique : elles surmontent le pôle supérieur de chaque rein.

Elles comprennent deux systèmes différents dans leur structure comme dans leur fonction. On distingue ainsi la cortisurrénale périphérique et la médullo-surrénale centrale.

La corticosurrénale périphérique

Épaisse, elle produit un certain nombre d'hormones dont la sécrétion dépend du taux d'une corticostimuline hypophysaire, l'ACTH *, induite par l'hypothalamus, et parmi lesquelles on peut distinguer : des glucocorticoïdes, des minéralocorticoïdes et enfin des androgènes.

Les glucocorticoïdes

Ils tirent leur nom de leur intervention sur le métabolisme des glucides, mais aussi sur celui des protides.

Nous retiendrons le *cortisol*, très proche de la fameuse cortisone, mais beaucoup plus actif qu'elle.

Son taux se contrôle sous les deux modes de :

– cortisol « total », variant de 100 à 200 µg/l (275 à 555 nmol/l) ,

– cortisol « libre », variant de 10 à 20 µg/l (27 à 55 nmol/l).

Il existe un rythme nycthéméral, induit par l'hypothalamus avec activation matinale et diminution vespérale. La disparition de ce rythme est pathologique :

– une diminution matin et soir signe l'insuffisance surrénalienne (maladie d'Addison) ;

– une élévation matinale, qui reste élevée le soir, dénonce l'adénome hypophysaire producteur d'un taux d'ACTH accru (maladie de Cushing).

Les minéralocorticoïdes

Ils tirent également leur nom de leur intervention sur l'équilibre hydrominéral de notre milieu intérieur.

Leur représentant majeur est l'*aldostérone*, qui règle le bilan du sodium * et du potassium * dont elle contrôle les échanges au niveau rénal : physiologiquement, elle limite la fuite sodique en favorisant l'excrétion potassique.

Son taux varie de 30 à 140 ng/l (83 à 390 pmol/l).

Les androgènes *

Ils présentent peu d'intérêt clinique dans ce secteur.

La médullosurrénale centrale

Étroitement liée au développement des formations ganglionnaires sympathiques, elle sécrète les *catécholamines* *, dont l'*adrénaline* est le principal représentant.

Leur régulation est sous la dépendance du système hypothalamique.

Ces catécholamines interviennent lors des phénomènes de stress, d'effort ou de choc, en induisant une hypertension artérielle.

Elles sont en général recherchées uniquement dans le cas des tumeurs médullosurrénaliennes (« phéochromocytomes »).

L'adrénalinémie doit toujours être inférieure à 110 ng/l (600 pmol/l).

SYNDROME D'IMMUNODÉFICIENCE ACQUISE ou SIDA

Ce terrible syndrome est dû au virus HIV (*Human Immunodeficiency Virus*). Il fait partie des « rétrovirus », ainsi nommés pour leur pouvoir de s'infiltrer dans les gènes chromosomiques (« génomes ») des cellules qui l'hébergent, de s'y intégrer et d'être, dès lors, transmis avec ce génome.

Le virus HIV prend pour cible deux types de cellules :

– les *lymphocytes* * et, particulièrement, ceux qui sont responsables des réactions immunitaires ;

– les *macrophages* * qui détruisent les agents agresseurs surtout au niveau des alvéoles pulmonaires, des ganglions lymphatiques, de la moelle osseuse, du foie et de la rate.

On sait que la transmission du virus s'effectue :

– par contacts sexuels ;

– par le sang et ses dérivés (contamination materno-fœtale, transfusions, aiguilles communes utilisées par les toxicomanes).

Diagnostic

Il repose d'abord sur le *test immuno-enzymatique ELISA*, semi-automatisé. Il peut cependant exister 2 à 5 % de faux tests positifs. D'où la nécessité de contrôler un ELISA positif par les deux techniques suivantes, plus spécifiques :

– celle de Western Blot, *immuno-électrophorétique* ;

– celle RIPA, par *radio-immunoprécipitation.*

La présence d'anticorps anti-HIV signifie simplement que le sujet a été mis en contact avec le virus. La négativité du test n'élimine pourtant pas la possibilité d'une contamination. Aucun test n'est actuellement capable de prédire la manifestation clinique de la maladie ni d'en pronostiquer l'évolution.

Clinique

Ce syndrome comporte deux phases successives : une première phase de primo-infection, puis celle d'infection chronique.

Une phase de primo-infection

Elle survient dans un intervalle de temps qui peut varier de deux semaines à trois mois après la contamination.

Elle est biologiquement traduite par l'*augmentation transitoire des lymphocytes.*

Une phase d'infection chronique

Elle peut se traduire de multiples façons. Nous en retiendrons les trois ainsi « synthétisées » :

– des formes mineures, avec syndrome fébrile, *chute progressive des plaquettes* (syndromes hémorragiques) *et des lymphocytes* (manifestations cutanées ou muqueuses, adénopathies, syndrome de déshydratation diarrhéique, etc.) ;

– des formes majeures, graves. C'est le *sarcome de Kaposi* (ou sarcomatose multiple hémorragique). Mais ce peuvent être des lymphomes, des méningo-encéphalites, etc. ;

– une détérioration rapide de l'état général par *infections opportunistes, surajoutées.* Puisque le malade ne possède plus de système immunitaire, il ne peut résister à aucune maladie qui serait bénigne chez un sujet non atteint. En général, un rhume ou, *a fortiori*, une grippe peut déclencher des complications pulmonaires qui emportent le patient.

TESTOSTÉRONE

C'est la principale hormone mâle, androgène du plasma. Ce qui ne veut pas dire qu'on ne la rencontre que chez l'homme. En effet, si elle provient effectivement en quasi-totalité de cellules interstitielles spécifiques testiculaires (« cellules de Leydig »), l'ovaire et, surtout, la corticosurrénale en produisent chez la femme.

À noter, dans les deux sexes, sa fabrication au niveau cutané par conversion d'une hormone d'origine, elle aussi, corticosurrénalienne et, elle aussi, androgène.

Sécrétée sous l'influence hypothalamique par le biais de la gonadostimuline hypophysaire, la testostérone est dégradée en totalité par le foie en 17 oxystéroïdes, dont *l'androstérone* est la forme d'excrétion urinaire la plus connue.

Le dosage de *la testotesronémie* est compris :

– chez l'homme, entre 2,8 et 9,2 µg/l (10 à 32 nmol/l) ;

– chez la femme, entre 0,2 et 0,6 µg/l (0,7 à 2,1 nmol/l).

Variations physiologiques

Elles évoluent :

– selon *l'âge* : elle est plus élevée au cours des 3 premiers mois du nourrisson masculin, pour chuter à la fin de sa première année et atteindre, dans les deux sexes, le taux normal de la femme adulte. Elle s'élève progressivement chez les petits garçons jusqu'à la puberté, où l'hormone provoque le *développement des caractères sexuels secondaires* et stimule l'anabolisme protéique et le métabolisme lipidique.

Les taux chutent lors de l'andropause et de la ménopause ;

– selon *le sexe* car le taux s'élève chez la femme enceinte, jusqu'à l'accouchement ;

– après un *effort physique important.* En revanche, il s'abaisse après une longue période d'immobilisation couchée.

Variations pathologiques

• Une *hypertestostéronémie* se trouve :

– chez l'homme, dans les tumeurs testiculaires ;

– chez la femme, dans l'hirsutisme et, surtout, dans les tumeurs ovariennes virilisantes qui peuvent être bénignes ou malignes ;

– dans les deux sexes :

· puberté précoce d'origine hypothalamo-hypophysaire ;

· tumeur ou hyperplasie des surrénales ;

· maladie de Cushing ;

· hyperthyroïdie et maladie de Basedow ;

· traitements à l'hormone gonadotrope, ainsi qu'après utilisation prolongée de contraceptifs oraux, d'œstrogènes, d'anticonvulsivants, de barbituriques, etc.

• Une *hypotestostéronémie* peut signifier :

– une insuffisance testiculaire

· primaire, par anomalie congénitale ;

· secondaire, par castration ou lésions anatomiques (traumatismes), accidentelles (radiations ionisantes) ou toxiques ;

– atteintes thyroïdienne, surrénalienne, rénale ou hépatique.

TÉTANIE

Ce syndrome tire son nom des contractures qui dominent sa clinique et qui peuvent évoquer d'une certaine manière celles que l'on retrouve dans le tétanos.

Les crises tétaniques surviennent lors de poussée d'*hypocalcémie* d'origine *parathyroïdienne* *.

Clinique

Elle se caractérise par la survenue de crises paroxystiques de *contractures* :

– précédées et accompagnées de pénibles sensations d'angoisse ;

– prédominant aux extrémités, étendant le membre inférieur et surtout, serrant tous les doigts – pouce y compris – les uns contre les autres, semi-fléchis et raidis (« main d'accoucheur ») ;

– avec fourmillements pouvant monter au visage et entourer la bouche, tirant les lèvres.

On peut également noter :

– une *hyperexcitabilité neuro-musculaire* bien mise en évidence par le signe de Chovstek (ou du facial) : hémicontraction du visage après percussion à mi-distance du coin des lèvres et du tragus de l'oreille ;

– des *troubles trophiques* (peau sèche, ongles striés).

La seule complication à redouter est l'opacification précoce des couches périphériques du cristallin (« *cataracte* »), à rechercher par examen ophtalmologique à la lampe à fente.

Examens complémentaires

• Du point de vue biologique, il existe toujours :

– une *hypocalcémie* (inférieure à 0,080 g/l), avec baisse concomitante du calcium ionisé ;

– une *hyperphosphatémie* au-dessus de 0,050 g/l ;

– une baisse de la parathormone plasmatique *.

• Du point de vue paraclinique, l'hyperexcitabilité musculaire est confirmée par l'apparition de signes électriques parasites (« *multiplets* ») à *l'électromyogramme* pratiqué au dos de l'espace compris entre le pouce et l'index.

Diagnostics différentiels étiologiques

• C'est avant tout celui de *l'hypoparathyroïdie*.

Elle peut être réactionnelle, comme celle du nouveau-né dont la mère a été traitée pour une hyperparthyroïdie. Elle peut également résulter d'*hypomagnésémie* par carence alimentaire ou traitement diurétique.

L'hypoparathyroïdie peut être primitive et résulter soit d'une agénésie congénitale ou auto-immune, soit d'une irradiation thérapeutique à l'iode radioactive, ou être la malencontreuse séquelle d'un acte chirurgical devant porter sur la seule thyroïde.

• Mais ce peut être un pseudo-parathyroïdisme résultant d'une insensibilité des récepteurs à l'hormone parathyroïdienne, souvent héréditaire.

THYROÏDE

Très richement vascularisée et innervée, la glande thyroïde élabore, à partir d'un apport alimentaire d'iode, deux hormones principales, la *thyroxine* ou *T4* et la *triiodothyroxine* ou *T3*.

Comme pour chaque glande à sécrétion interne, c'est l'hypothalamus qui, par l'intermédiaire des stimulines hypophysaires, commande les différentes étapes de la synthèse, puis la libération hormonale dans le plasma.

Il faut noter qu'un excès plasmatique d'hormones thyroïdiennes freine l'activité du maillon hypophysaire, la *thyrostimuline* ou *TSH* (*Thyroid Stimulating Hormon*) : il existe donc un mécanisme de rétrocontrôle régulateur.

On peut doser les deux hormones thyroïdiennes ainsi que l'hormone thyréotrope hypophysaire. L'intérêt d'un tel dosage est évidemment clinique : la thyroïde tient sous sa coupe le *métabolisme général de tout notre organisme*. Cependant le désir actuel de lutter contre l'obésité – quand ce n'est pas l'attrait de paraître plus mince – incite de nombreux praticiens à rechercher chez leurs consultants une éventuelle carence hormonale dont la correction permettrait un amaigrissement de meilleur aloi. L'ennui est que certains, peu scrupuleux, utilisent ces hormones en les masquant par adjonction de remèdes homéopathiques... sans se préoccuper des conséquences physiologiques secondaires.

Étudions ces divers agents.

La thyroxine T4

C'est la principale hormone sécrétée (80 %).

On peut effectuer deux dosages : soit celui de T4 totale soit celui de T4 libre.

• *T4 totale*. Elle varie de 45 à 115 µg/l (58 à 148 nmol/l).

Il existe une variable nycthémérale dépendant

du mode et des conditions de vie de chaque sujet.

Plus élevée chez le nouveau-né (118 à 226 µg/l), l'hormone décroît progressivement par la suite, restant aux alentours de 110 µg/l chez le jeune enfant. Elle se stabilise à l'adolescence pour se cantonner entre 50 et 100 µg chez l'homme âgé de plus de 60 ans.

La grossesse s'accompagne d'une élévation de taux.

Son intérêt clinique d'évaluation de la fonction thyroïdienne est amoindri par les erreurs d'interprétation qu'elle entraîne. On lui préfère T4 libre.

• *T4 libre.* Seule hormone active, son taux varie entre 6,5 et 20 ng/l (8 à 25 pmol/l).

Chez le nouveau-né, un taux de 11 à 26 ng/l est normal. En revanche un taux de T4 libre à la limite supérieure de la normale peut être pathologique chez le sujet âgé.

Outre sa fiabilité, cette hormone présente l'avantage de pouvoir détecter d'autres atteintes qu'un dysfonctionnement thyroïdien. Sa chute trahit en effet *toute affection altérant gravement le biodynamisme*, qu'il s'agisse d'infarctus du myocarde, de cancers, cirrhoses, etc.

La thyrostimuline (TSH)

Son dosage permet le diagnostic et la surveillance clinique de l'atteinte thyroïdienne primaire, puisqu'elle commande la synthèse et la libération de T3 et de T4.

Son taux varie de 0,15 à 4,15 mU/l.

Il existe de fortes variations nycthémérales, le maximum se situant à 23 heures et le minimum à 4 heures du matin.

La triiodothyroxine T3

Tout comme T4, il existe deux dosages de T3 totale et de T3 libre. Nous ne faisons que les mentionner ici. Leur prescription répond à des exigences cliniques bien particulières, telles que certaines dissociations clinico-biologiques liées à des atteintes thyroïdiennes spécifiques (adénomes toxiques ou goitres multinodulaires).

TRANSAMINASES

Ce sont des enzymes qui jouent un rôle important dans le métabolisme des protéines : elles transfèrent, par catalyse, la fonction aminée d'un acide aminé sur un acide cétonique, créant ainsi un nouvel acide aminé et un nouveau corps cétonique.

Deux ont été plus particulièrement étudiées : l'alamine aminotransférase et l'aspartate aminotransférase.

L'alanine aminotransférase (ALAT)

D'appellation ancienne SGPT, elle catalyse la réaction :

alanine + acide α-cétoglutarique $\leftrightharpoons$ acide glutamique + acide pyruvique.

Physiologiquement compris entre 5 et 23 UI/l, l'augmentation précoce de son taux lors des *hépatites virales* devance l'apparition clinique de l'ictère. En outre, ses variations accompagnent fidèlement les diverses phases du syndrome morbide et permettent, ainsi, d'en faire le pronostic.

Il en va de même pour toutes les *affections du foie*, qu'elles soient toxiques (amanite phalloïde), médicamenteuses iatrogènes ou infectieuses. L'élévation du taux en est cependant plus tardive lors des cancers primitifs ou secondaires.

L'aspartate amino-transférase (ÃSAT)

D'appellation ancienne SGOT, elle catalyse la réaction :

alanine + acide α-cétoglutarique $\leftrightharpoons$ acide glutamique + acide oxalo-acétique.

Également libérée par catalyse, elle se concentre surtout dans le *muscle*. Ainsi une *nécrose cardiaque* (infarctus du myocarde) est décelée dès les premiers jours par une élévation de son taux.

Physiologiquement, il est inférieur à 14 UI/I.

Cette élévation apparaît seulement 6 heures après les premiers symptômes. Elle augmente encore entre la 24e et 48e heure, pour redescendre et ne se normaliser – si aucune complication ne survient – qu'au bout de 4 à 6 jours.

Présente dans d'autres muscles que le seul myocarde, le taux d'ASAT s'amplifie lors de *traumatismes musculaires* accidentels ou chirurgicaux (surtout la chirurgie cardiaque) ainsi que dans les *nécroses musculaires* (gangrène).

TRANSPEPTIDASES voir *GAMMA-GLUTAMYL-TRANSFÉRASE*

TRIGLYCÉRIDES

Comme leur nom l'indique, les triglycérides sont des triesters du glycérol, ou glycérine.

Ils sont synthétisés :

– dans l'intestin grêle à partir des graisses alimentaires ingérées. Ils seront à l'origine des chylomicrons * ;

– dans le foie, en partie aux dépens du glucose. Ce sera l'origine des pré ß-lipoprotéines de très basse densité (VLDL) *.

Ils passent dans la lymphe puis dans le sang où, liés aux protéines sériques, ils forment la majeure partie des alipoprotéines les plus légères *.

La *triglycéridémie* normale est de :

– 0,26 à 1,6 g/l (0,30 à 1,80 mmol/l chez l'homme ;

– 0,22 à 1,27 g/l (0,25 à 1,45 mmol/l) chez la femme.

Variations physiologiques

Elles évoluent :

– selon *l'âge*. Chez le nouveau-né, le taux est relativement bas. Il rejoint celui de l'adulte à la puberté. Il s'élève chez le sujet de plus de 60 ans, pouvant même dépasser 1,7 g/l ;

– selon *le sexe*. Moins élevé chez la femme, comme nous venons de le constater, son taux s'élève à plus de 3 g lors de la grossesse ;

– selon *l'heure des repas*, où l'élévation est nette 6 heures après.

Variations pathologiques

• Tout dosage supérieur à 2 g/l impose une surveillance médicale stricte, quelle que soit l'étiologie de cette *hypertriglycéridémie*.

Celles-ci peuvent être primitives ou secondaires :

– les hypertriglycéridémies primitives sont, en général, familiales ;

– les hypertriglycéridémies secondaires se retrouvent : chez l'obèse, l'hypothyroïdien, le diabétique et l'alcoolique ;

• dans les états de choc (brûlures étendues, traumatismes graves, infarctus, septicémies) ;

• dans les affections hépatique, pancréatique et rénale ;

• au cours de longues corticothérapies, prises de contraceptifs oraux, d'œstrogènes, de diurétiques, etc., d'une façon trop continue.

• Une *hypotriglycéridémie* accompagne, outre de rares affections congénitales, les syndromes de dénutrition ou de malabsorption digestive, l'insuffisance hépatique grave et l'hyperthyroïdie.

URÉE

C'est la forme d'élimination principale des déchets azotés du métabolisme des protides.

Synthétisée principalement par le foie, elle est éliminée dans les urines et, de façon accessoire, dans la sueur.

Le taux normal de l'*urémie* ou, mieux, de l'*azotémie* varie entre 0,15 à 0,50 g/l (2,5 à 8,3 mmol/l).

Variations physiologiques

Elles évoluent :

– selon l'*âge*. Chez le nouveau-né et le nourrisson, la concentration de l'urée est basse, variant de 0,10 à 0,20 g/l. Elle augmente par la suite. Après la cinquantaine, une azotémie au taux supérieur de 0,50 est considérée comme normale ;

– selon *le sexe*. Le chiffre d'azotémie est de 25 % inférieur chez la femme que chez l'homme. Ce taux se trouve encore abaissé au cours de la grossesse ;

– selon *l'alimentation*. Un régime hyperprotidique peut le faire monter à la limite supérieure de la normale, surtout s'il y a restriction liquidienne.

– selon *l'hydratation*, qui fait régresser l'azotémie.

Variations pathologiques

• On parle d'*hyperazotémie* (ou d'*urémie*) pour des valeurs excédant 0,60 g/l chez l'adulte.

Elle peut relever d'un triple processus :

– formation excessive d'urée ;

• régime hyperprotidique ;

• fièvre prolongée et infections aiguës qui exagèrent le catabolisme protidique ;

– défaut d'excrétion de l'urée :

• néphropathies aiguës ou chroniques,

• obstruction des voies biliaires,

• toutes les oliguries ;

– remèdes entraînant une néphrotoxicité.

Il faut cependant préciser que l'azotémie reflète assez mal l'intégrité ou le degré d'atteinte rénale.

On préfère actuellement doser la créatinine * pour le dépistage précoce et l'étude des insuffisances rénales.

• On parle d'*hypoazotémie* pour des taux inférieurs à 0,10 g/l. On en rencontre :

– soit lors de carences importantes en protéines alimentaires ;

– soit en cas de malabsorption digestive ;

– soit après perfusion excessive de solution glucosée.

VITESSE DE SÉDIMENTATION GLOBULAIRE (VS)

Elle était censée contrôler l'évolution du processus inflammatoire. On lui préfère maintenant la recherche du taux de la C Réactive Protéine *.

Technique et résultats

On étudie la chute des hématies (« sédimentation ») au sein du plasma en plaçant le sang, rendu incoagulable, dans un long tube étroit.

La vitesse de cette sédimentation est mesurée par la hauteur, en millimètres, de la colonne de plasma qui surmonte celle des hématies sédimentées. Cette hauteur est notée au bout de 1 heure, de 2 heures, puis de 24 heures.

Pour ces trois lectures, les chiffres normaux sont :

– 3, 8 et 50 chez l'homme ;

– 7, 16 et 70 chez la femme.

Variations physiologiques

Elles évoluent :

– selon *l'âge*. Chez le nouveau-né et le nourrisson, elle est basse. Les chiffres s'élèvent et dépassent les chiffres de l'adulte tant durant l'enfance que l'adolescence. Ils s'élèvent aussi chez le sujet âgé ;

– selon *le sexe*. Les chiffres féminins sont inférieurs aux chiffres masculins. Chez la femme enceinte, la VS s'élève durant le 2e trimestre de la grossesse pour atteindre 40 à 60 mm à la première heure. Elle se normalise 1 ou 2 mois après l'accouchement ;

– selon *la digestion* qui augmente les chiffres.

La formule de Miller permet de fixer de manière rationnelle les seuils pathologiques selon les sexes :

– *chez l'homme*, on se borne à diviser les chiffres de l'âge chronologique par 2. Et l'on obtient la vitesse requise physiologique de la première heure ;

– chez la femme, on ajoute le chiffre 10 à ceux de l'âge chronologique, et on divise cette somme par 2. On obtient ainsi la vitesse de la première heure.

Variations pathologiques

Certaines leucémies lymphoïdes chroniques s'accompagnent d'une chute de la VS lorsqu'il existe une hyperleucocytose majeure. Il en va de même lors d'une prescription prolongée d'anti-inflammatoires et de corticoïdes.

Étant donné l'augmentation généralement constatée lors de toute maladie infectieuse ou inflammatoire – qu'il s'agisse de microbes, virus, parasites, mycoses ou anticorps auto-immuns –, on a longtemps considéré la vitesse de sédimentation comme l'examen biologique susceptible de *contrôler le processus inflammatoire.*

Or, il est actuellement démontré que :

– une VS peut être augmentée en absence de toute inflammation ;

– une inflammation peut parfaitement s'accompagner d'une VS strictement normale ;

– une anémie est responsable d'une élévation de la VS qui peut atteindre 50 mm dès la 1re heure ;

– la pathologie cancéreuse s'accompagne le plus souvent d'une élévation majeure de la VS en absence de toute anémie et de toute poussée inflammatoire. En outre, la constatation d'une vitesse élevée est d'un pronostic nettement péjoratif du fait d'un risque accru de métastases.

Aussi la tendance actuelle est de considérer la vitesse de sédimentation comme un moyen commode et rapide de juger du *caractère évolutif d'un syndrome morbide. Quel qu'il soit.*

INDEX ALPHABÉTIQUE

E

F

G

H

I

K

L

T

BIBLIOGRAPHIE

BERNARD S. : *Biochimie clinique. Instruments et techniques de laboratoire. Diagnostics médicaux et chirurgicaux,* Maloine, 2e édition, 1989.

BLACQUE BELAIR A., MATHIEU DE FOSSEY B. et FOURESTIER M., *Dictionnaire des constantes biologiques et physiques en médecine. Applications cliniques pratiques,* Maloine, 6e édition, 1991.

DURAND H. et BICLET P., *Dictionnaire des examens biologiques et investigations paracliniques,* Doin, 2e édition, 1988.

GARNIER M. et DELAMARE V., *Dictionnaire des termes techniques de médecine,* Maloine, 22e édition, 1989.

MULLER C., *Les Examens de laboratoire,* Maloine, 8e édition, 1987.

DANS LA MÊME COLLECTION

BERESNIAK (D.), *Comprendre la psychanalyse.*
BONNEFOUS (L. M.)/PEKER (J.) Dr, *La Santé de vos chiens et chats grâce aux médecines douces.*
BORNET (Ph.) Dr, *La Santé de vos yeux, tout pour mieux voir.*
BROUSSE (S.), *On peut vaincre le cancer.*
L'Équilibre de l'énergie humaine clé de la santé.
BURGER (G. C.), *Instinctothérapie, manger vrai.*
CANTU (R. C.), *Vaincre le diabète et l'hyperglycémie.*
DANIEL (Y.), *Nucléaire : nous sommes tous en danger de mort.*
DESBROSSES (Ph.), *Le Krach alimentaire : nous redeviendrons paysans.* Seconde édition revue et augmentée.
DUMAY (R.), *Comment bien faire l'amour à une femme.*
Comment bien faire l'amour à un homme.
Comment bien faire l'amour : les plaisirs du couple.
ENTRETIENS DE MONACO 1986, *Les Médecines énergétiques.*
ENTRETIENS DE MONACO 1988, *Les Thérapeutiques du stress.*
ENTRETIENS DE MONACO 1989, *L'Homme et sa douleur.*
GELLER (S.), *La Température, guide de la femme.*
GIROUD (J.-P.) Dr HAGÈGE (Ch.) Pr, *Se soigner sans danger, dictionnaire des médicaments vendus sans ordonnance.*
HORVILLEUR (A.) Dr, *Homéopathie – La médecine de mes semblables.*
HORVILLEUR (A.), BOYER (R.) DRS, *Soignez vos rhumatismes par l'homéophatie.*
HSUAN TSAI SU NU, *Les Points du plaisir sexuel d'après la tradition chinoise.*
JACKSON (R.), *Le Massage total, équilibre entre le corps et l'esprit.*

KOECHLIN DE BIZEMONT (D.), *Dictionnaire des médecines douces pour enfants.*
LAVALOU (Y.), *La Radiesthésie : pratique du pendule.*
LEFORT (C.), *Maigir à volonté ou sans volonté.*
Les Biens-vivants – Diététique – Santé – Beauté.
LÉVY (J.), *La Révolution silencieuse de la médecine.*
Dictionnaire de la médecine écologique.
LOSFELT (P. E.), Dr, *Vaincre la grippe.*
MATHIEU (G.), *Guérissez par l'argile.*
MESSÉGUÉ (M.), *Maigrir autrement.*
MOATTI (R.), MUSARELLA (P.), Drs, *Guide complet des plantes pour se soigner.*
PECOLLO (J. Y.), *La Sophrologie.*
PELLETIER (K.), *La Médecine holistique.*
PERRIN (L.-F.) Pr, *Vaincre les allergies.*
PIANTA (J.-P.), *Vivez bien avec votre dos.*
PICARD (H.) Dr, *Vaincre l'arthrose.*
Se soigner par les oligo-éléments et les vitamines.
ROIG (A.), *Guide des additifs et des polluants alimentaires.*
TREBEN (M.), *La Médecine familiale par les plantes.*
Les Maladies de l'homme.
Les Maladies de la femme.
VERET (P.) Dr, *La Médecine énergétique.*
La Spasmophilie enfin vaincue.
VITHOULKAS (G.), *La Science de l'homéopathie.*

À paraître

BOULET (J.), *Le Guide des grands médicaments homéopathiques.*

Cet ouvrage a été réalisé par la
SOCIÉTÉ NOUVELLE FIRMIN-DIDOT
Mesnil-sur-l'Estrée
pour le compte des Éditions du Rocher
en janvier 1996

Éditions du Rocher
28, rue Comte-Félix-Gastaldi
Monaco

Imprimé en France
Dépôt légal : janvicr 1996
CNE section commerce et industrie Monaco : 19023
N° d'impression : 33009